中医师承学堂
一所没有围墙的大学

U0115589

# 中医抗癌进行时 5

## ——随王三虎教授临证日记

王 欢　李兴国　主编

王三虎　点评

全国百佳图书出版单位
中国中医药出版社
·北京·

**图书在版编目（CIP）数据**

中医抗癌进行时 . 5, 随王三虎教授临证日记 / 王欢，
李兴国主编 . -- 北京：中国中医药出版社，2024.3
ISBN 978-7-5132-8517-9

Ⅰ . ①中⋯ Ⅱ . ①王⋯ ②李⋯ Ⅲ . ①癌—中医治疗
法 Ⅳ . ① R273

中国国家版本馆 CIP 数据核字 (2023) 第 203593 号

**中国中医药出版社出版**

北京经济技术开发区科创十三街 31 号院二区 8 号楼
邮政编码　100176
传真　010-64405721
廊坊市佳艺印务有限公司印刷
各地新华书店经销

开本 710×1000　1/16　印张 11.5　字数 159 千字
2024 年 3 月第 1 版　2024 年 3 月第 1 次印刷
书号　ISBN 978 – 7 – 5132 – 8517 – 9

定价　49.00 元
网址　www.cptcm.com

服 务 热 线　010-64405510
购 书 热 线　010-89535836
维 权 打 假　010-64405753

微信服务号　zgzyycbs
微商城网址　https://kdt.im/LIdUGr
官 方 微 博　http://e.weibo.com/cptcm
天猫旗舰店网址　https://zgzyycbs.tmall.com

如有印装质量问题请与本社出版部联系（010-64405510）

# 《中医抗癌进行时5——随王三虎教授临证日记》
# 编委会

王三虎，1957年7月生于陕西省合阳县。先后毕业于渭南中医学校、南京中医学院（现南京中医药大学）、第四军医大学，医学博士。1998年在第四军医大学晋升教授。2008年获"广西名中医"称号，2018年获"陕西省名中医"称号，2022年被遴选为"第七批全国老中医药专家学术经验继承工作指导老师"。现为渭南市中心医院中医专家、渭南市中医药事业发展高级顾问、深圳市宝安区中医院特聘专家、西安市中医医院首席中医肿瘤专家。兼任中华中医药学会中医药临床案例成果库专家委员会

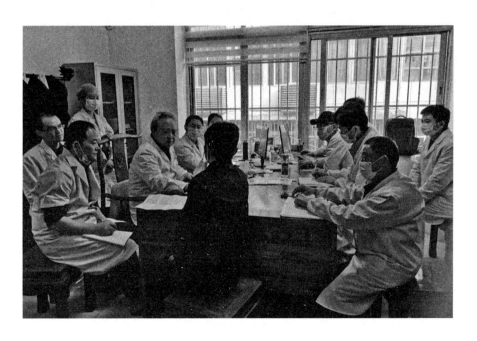

委员、欧洲经方学会顾问、瑞士华人中医学会顾问、美国加州中医药大学博士研究生导师等学术职务。先后招收、培养研究生及传承弟子300多人。

王三虎教授多年来坚持理论与实践结合、继承与创新并重的治学观，提出了"燥湿相混致癌论""寒热胶结致癌论""人参抗癌论""把根留住抗癌论""肺癌可从肺痿论治""风邪入里成瘤说"等新论点。许多观点上大报、进教材、入指南。年诊国内外患者两万人次。共发表论文230余篇，主编、参编书籍30余部，并有《中医抗癌临证新识》《经方人生》《我的经方我的梦》《经方抗癌》《中医抗癌进行时4——随王三虎教授临证日记》等5本专著畅销。近年多次在国内外成功举办经方抗癌学习班。2017年获"最具影响力中医人奖"，2018年获陕西杰出名中医奖。《中医抗癌系列课程》2019年被北京中医药学会评为"第五批中医药传承精品课程"。2020年获"全国患者信任的好医生"、2021年获"健康强国荣耀医者"等荣誉。已在北京、西安、渭南、深圳、淄博、台州、佳木斯、青海等地设立经方抗癌工作站（室）。

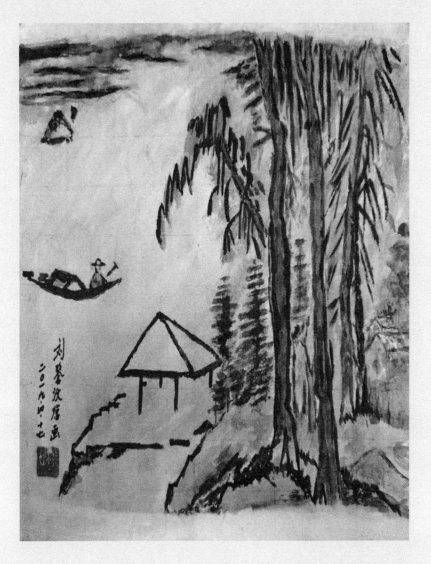

刘鉴汶赠画

# 厚积薄发，守正创新

## ——王三虎教授其人其术其书

《中医抗癌进行时 5——随王三虎教授临证日记》临近出版之际，王三虎教授嘱我给此书写序。我深知我的行文水平有限，加之要给一个当代中医大家之作写序，深感力不从心。好在我与王三虎教授从初识到现在已有 43 年之久，我们不仅同学过、同事过，更是挚友，那就有感而发吧！

众所周知，张仲景的《伤寒论》是中医临床的经典，将《伤寒论》能熟读到倒背的程度是王三虎教授的绝招，能将经方得心应手地运用于中医临床特别是癌症诊治上是王三虎教授的最大优势及特点。

记得 43 年前我与王三虎一起考入了陕西省渭南中医学校，后来才知道进入渭南中医学校之前他已能将《伤寒论》倒背如流。比如只要你说《伤寒论》中任意一条，他都能快速准确背出该条的全文；或者你说出某一条的条文，他就能毫不费力地说出是哪一条。这一功夫可以说屡试不爽。后来 1987 年在南京中医学院（现南京中医药大学，下同）伤寒论专业研究生复试时，他的许多口试回答大部分引用《伤寒论》原文，当时主持复试的研究生导师宋立人、陈亦人教授对其这一"童子功"大加赞赏。当年王三虎也被顺利地录取为南京中医学院研究生。

如果说记忆力超强是王三虎教授的天赋，那么超人般的勤奋程度是一般人难以做到的。当天才加上勤奋，不成功都难！记得王三虎背书时有个习惯，就是边踱步边背，不仅在宿舍，还是在校园空旷之处，或是校园外的田间小路上，不管是炎夏还是寒冬，师生们总是能看到他踱步背书的身影。想当年都穿布鞋时，他每年比我要多穿两双鞋，也是踱步背书习惯造成的吧！

王三虎教授不止一次地和我说：现在临床上之所以能信手拈来经方治癌症，多亏当年能将《伤寒论》等中医经典烂熟于心。

王三虎教授除了"读书、看病、写文章"，几乎没有其他爱好，这一酷爱他坚持了几十年，如今更是如此。

医学是一门理论和实践紧密关联的学科，理论水平及实践水平不断提高，无疑多读经典书籍、勤于临床实践、善于研究总结写作是最有效的途径。王三虎教授不论是在渭南中医学校、南京中医学院求学时期，还是毕业后在第四军医大学肿瘤研究所、西安市中医医院、柳州市中医医院、深圳市宝安区中医院等临床为主的阶段，他都坚守着"读书、看病、写文章"这一习惯和爱好。理论上的不断探索，临床实践的不懈追求及善于总结的能力使得王三虎教授发表出了众多高水平的论文及著作。目前在国内外学术期刊上发表的论文计330余篇，医学著作30余部。特别是其近十几年来的不少著作由于深受读者好评，曾多次再版。如《中医抗癌进行时》已出到第五本。其他如《我的经方我的梦》《经方人生》《中医抗癌临证新识》等也一版再版，畅销不衰。

近40年来王三虎教授在中医诊疗过程中亲身感受到"中医抗癌大有作为"，特别是在经方抗癌领域王三虎教授可谓独树一帜。这一点不仅体现在其国内外大量临床诊疗癌症案例上，而且在中医诊疗癌症理论上也多有创新。中医名家与大家的主要区别之一是前者主要在重复，而后者贵在理论及实践的创新上。

如果能掌握王三虎教授抗癌新理论的精髓，对正确理解王三虎教授中医抗癌诊疗体系的核心将事半功倍。更为可贵的是王三虎教授的这些理论创新在非常有效指导中医抗癌的辨病辨证及遣方用药的基础上可以全方位传承。《中医抗癌进行时——随王三虎教授临证日记》系列就是这方面的集中表现。现在王三虎教授门下除在职期间带过的研究生和徒弟有40多名以外,还有退休以后招收的68名秘传弟子,400余名网络弟子。其中不乏硕士、博士、教授、主任医师、三甲医院科主任、省市级名中医。《中医抗癌进行时5》就是这两三年培养徒弟读书看病写文章的产物。《虎门弟子医案医话》也将于近期出版面世。从这个意义上说,王三虎教授也算得上是为数不多且卓有成效的传统医学教育家。

王三虎教授的"寒热胶结致癌论",重在揭示多数癌症表象上既有寒象又有热象,在病机上多为寒热胶结,在遣方用药上多寒热并用。这一理法方药新体系的建立完全打破了以往只重视热毒、只重视清热解毒药如白花蛇舌草、半枝莲等运用的俗套,其效果也在众多医案中得到了充分印证。如半夏泻心汤为主治疗胃癌,乌梅汤和薏苡附子败酱散治疗肠癌,黄土汤治疗肠癌,小柴胡汤治疗肝癌、胆囊癌,温经汤治疗子宫癌等。其验案中常用之寒热药对,也充分彰显了"寒热胶结致癌论"的临床价值,如黄连与干姜、黄连与吴茱萸、黄芩与生姜、黄柏与附子、败酱草与附子、牡丹皮与肉桂、牡丹皮与桂枝等。

"燥湿相混致癌论"是王三虎教授有关癌症病机理论的又一守正创新。它有效地解决了癌症相关腹水、水肿、痰湿等复杂临床问题的辨治思路。这一病机新理论基于肿瘤临床上常见的一些复杂情况,如"一方面阴液受损,一方面痰饮内存",病象上往往既有积水水肿等象,又有舌干少津之征,而相应治疗就需要一方面利水,一方面滋阴。遣方用药如张仲景的猪苓汤中猪苓、茯苓、泽泻利水与养阴血的阿胶并用,麦门冬汤中的润燥药麦门冬与燥湿化痰的半夏并用等,皆在王三虎教授抗癌验案中得到充分验证。

他如"风邪入里成瘤说""人参抗肿瘤论""把根留住抗肿瘤论""肺癌可以从肺痿论治"等癌症相关病因、病机、辨治新理论皆对临床辨治癌症具有指导价值。

前些时期曾填词一首,也作为《中医抗癌进行时5》序言的一部分。

### 沁园春·读三虎兄《中医抗癌进行时》有感

渭滨初芽，江南日高，柳江盛茂。

悉古时岐黄，伤寒春秋，梦追仲景，崇尚实效。

半世诵典，扶危梦想，欲与病魔试比高。

待桴鼓，悦含灵病苦，喜上眉梢。

经方如此多娇，引无数名流竟折腰。

析寒热错杂，燥湿相混，水泛阴亏，哲人思考。

大医精诚，誉满华夏，医圣九泉亦含笑。

海内外，风生又水起，还看今朝。

医学博士　樊海

2023 年 10 月 19 日于广州

# 捕风捉影立新法，以案喻理育后人

## ——读《中医抗癌进行时》5和6

《中医抗癌进行时——随王三虎教授临证日记》5和6完稿之际，近水楼台先得月，我有幸先睹为快，感受他情真意切的中医经方情怀，随着书页翻动，看到了他这两年学经方、研经方、用经方、宣经方的心路历程和医学实践、育人经验。

时至今日，《中医抗癌进行时》已分别由第四军医大学出版社、西安交通大学出版社、中国中医药出版社出版4册且多次印刷，成为最受欢迎的中医药书籍之一。王三虎教授也成为备受关注的中医经方达人，屡创中医学术传播的高光时刻，引青年学子热烈追捧。由他主讲的中医经方抗癌系列讲座在全国多地炙手可热，一票难求。

王三虎教授学术创新的核心价值在于他找到了复杂多变的肿瘤疾病重要病因，这就是六淫为首的"风邪"，《灵枢·九针》中提到的"四时八风之客于经络之中，为瘤病者也"是王三虎教授这一学术思想最初的文献依据。他把有形之瘤致病之因归于无形无影之风邪，貌似无根无据，但从风邪善行多变，走窜不息，时而藏于脏腑，时而潜于经络，时而单因致病，时而与它邪合而致之的特点综合归纳分析，许多肿瘤疾病的复杂性、多变性就能得到合理的解释。有了创新的理论基础，科学系统的治疗思路随之应运而生，对于不同类型，不同性质的肿瘤疾病，在不同发病阶段，王三虎教授紧扣风邪致病的特点和规律，综合具体疾病的临床表现，提出了"祛风补虚，祛风止痛，祛风化痰，祛风活血，祛风燥湿，祛风散寒"系列治疗思路，并率十余位秘传弟子历经三年，通过

119例真实病案，围绕他中医抗癌的创新理论，用详实的文字记述对诸多复杂危重肿瘤疾病的治疗过程。有成功之喜，有困惑之苦，有启迪之意，有鼓励之声，用医案说医理，沿医理创新说，展现了他探索、传承、创新过程的美丽画卷。

不积跬步，无以至千里。王三虎教授经方抗癌传承创新的累累成果，是他几十年如一日坚持不懈努力探索、辛勤耕耘的必然。他少时熟读经方，参悟先贤真谛，吸吮经方精髓，中年时巧用经方，以经方搏顽症，常事半功倍，屡起沉疴，获广大患者和医界同仁高度认可。《中医抗癌进行时》1～6收载的近千例病案，就是最有力的证据。大量的临床实践结合深厚的中医药文化功底，加上深邃的科学思维形成他独特的中医药理论知识体系，"寒热胶结致癌论""燥湿相混致癌论""风邪入里成瘤说"等学术思想，在这几本书中得到非常多且反复的体现，也预示着这些理论创新将成为中医药学术发展的里程碑，甚至对中医药事业的发展也将产生极大的影响。来自全国各地以及国外的老中青年学子纷纷拜王三虎教授为师，立志传承王三虎教授的学术思想，虎门弟子已蔚然可观，成为古城西安乃至全国影响颇深的中医药文化传承队伍。

西安益群国医堂是王三虎教授学术创新传承的窗口，也是他海量临床实践的平台，在这里我见证了他系列学术思想的科学价值，目睹了许多妙手回春的真实案例。近10年，王三虎教授在益群国医堂平台上对近万名肿瘤患者采用经方为主的治疗思路，百余名恶性肿瘤患者追随王三虎教授坚持中医治疗超过五年以上且状况良好。近年来，他越发洞察秋毫，捕风捉影，往往能迅速抓住肿瘤患者皮肤痒、关节痛、鼻塞、听力下降、大便难、小便不利等风邪的蛛丝马迹，随之采用祛风解表的方法，得心应手，左右逢源。我时常目睹他追问患者受风史，再讲述疾病的来龙去脉，使患者心悦诚服。他灵活使用经方，有时单刀直捣病根，立竿见影，有时拆方合方而为，视病而变，随证加减，但变化之中始终紧扣风邪致癌的特点和规律，知风邪之性，辨风邪之向，掌控病症发展趋势以经方之卓效除风邪致病之害，赢得社会高度赞誉，铸就一代名医风范。

本书的作者大多数都来过西安益群国医堂，其中许多也和我熟识。通过跟诊，他们不仅学会看病用方，更学会了和患者主动交流。尤其是写文章，这么及时、生动、深刻、细致地记录老师的治疗过程，实在是不多见的现象。他们中有许多已经是各地的名中医或者临床骨干，造福一方。

本书浅显易懂，内容丰富，引人入胜，可读性极强。我相信，广大医者读其书，则明其理，得其法；广大患者读其书，则知己病，得方法，早日康复。

我和三虎教授相交相识相知30余载，他每有新作问世，我必捧卷细读，享其创意之新，品其智慧之精，常常挑灯夜读，时而拍案叫绝，时而掩卷细思，大有相读恨晚、欲罢不能之感，唯一鼓作气、究其全貌方可合卷而安。今日再读《中医抗癌进行时5》，难掩激动之心，信笔记下心中感言，权当对三虎教授的新作之贺，若将此作为序，确是愧不敢当。

西安益群国医堂总经理　高英选

2023 年 9 月 28 日

# 前　言

　　《中医抗癌进行时——随王三虎教授临证日记》系列已经出了4本。实践证明，这种内行不觉浅，外行不觉深，针对热点，实话实说，不拘一格，夹议夹叙的题材和风格符合现代读者的阅读兴趣和习惯，实实在在地给医者以启迪，给家属和患者以释疑解惑，而学术传承，培养新人则是不言而喻、水到渠成之事。

　　第5本和第6本日记，记载的是我2018年7月到2021年12月期间的抗癌故事。和2003年8月当初开始记载的内容相比，已经有了历史的沧桑。从当年用经方的战战兢兢，谨小慎微，到现在的深入浅出，得心应手，由青涩变为老到，不枉白了少年头。行医地域更加开阔，传承弟子不断增多，内容也更加精进。两年多时间，每月4天，在淄博矿业集团总医院和淄博市第四医院两个工作室门诊病房，连续工作。几乎同时，浙江台州黄岩中医院和黑龙江佳木斯市中医医院也开设了"王三虎经方抗癌工作室"，门诊查房，会诊讲学，师徒对话，不亦说乎。谁料新冠疫情的突如其来，不得相继不中断业务。回想当年盛景，恍如昨日，感慨良多。欲得再续前缘，早已分身无术，难乎其难。好在有学员们写的日记，详实地记录了当时的多场情景。再看故事，尚能聊以自慰，也算不虚数行。值得一提的是，当我纯用中药海白冬合汤60剂，历经1年，使肺鳞癌的肿块消失的医案发表时，我大发感慨：我近20年曾工作过的广西柳州、浙江台州、青海西宁、黑龙江佳木斯以及今天主角所在地山东淄博，都连绵不绝地有不同批次的患者"千万里追随着"，这是现代信息、交通、经济、观念改变的结果，也是中医的春天来了、经方的夏天来了的征象。

我在深圳市宝安区中医院流派工作室每月7天，仍在一如既往地延续着，北京超岱中医研究院的诊疗工作顺利开展并扩大到四惠南区和北京精医和生中医门诊部。渭南中心医院名中医馆每月两天的门诊是我对家乡父老回报的场所和机会，必须坚持。西安多点执业更加宽泛。西安市中医医院国医馆，西安脑病医院，西安天颐堂中医院，西安莲湖秦华中医医院，西安万全堂中医院外，挺进全国国医馆20强的西安益群国医堂更是我最早成立工作室的地方，本书中都有相关报道。如今读来，十分亲切。这就不得不感谢这本书撰写日记的作者了。

本书日记由67位弟子分别记述，我呢，间或点评。最后由全国第七批全国老中医药专家学术经验继承工作继承人王欢、李兴国统一整理编集，理顺文字，这也是他们学术继承工作的一部分。值得提出的是，黄岩中医院沈王明院长既是强有力的领导者、组织者，更是身体力行的经方家。他以身作则，学习认真，组织了院内30余位医生学习且写成日记，几占本书作者的一半，内容呢，三分天下有其一。佳木斯市中医医院在朱广媛院长的带领下，也是将医院会议室当成了诊室和传承室，全院各科医师无论年资，座无虚席。尤其是黑龙江省青年名中医肿瘤科时桂华主任期期不落，详细记录，我也能实时讲解，师生同乐，其乐融融。或将誉之为中医传承新模式，尚不知读者诸君以为然否。

在本书面世之际，感谢中国中医出版社刘观涛主任以及诸多编辑，辛勤劳动，认真工作，使本书得以顺利出版。感谢原第四军医大学刘鉴汶教授画作，为本书增光添彩。

王三虎

2023年7月9日　六十有六

于西安过半斋

# 目 录

2018 年 7 月 26 日　星期四　晴

# 千里迢迢秦至鲁　齐国故地展风流

今天是个好日子，天朗气清，我们企盼已久的"王三虎经方抗癌淄博工作站及中医肿瘤学术研讨会"如期举行，并取得了圆满成功！

回想 1 年前在"中医在线"学习，当时王老师在"中医在线"线上授课讲经方抗癌，作为一名高年资主任中医师，我深深地被王老师的授课吸引，边学习边结合临床，学以致用，取得了满意的效果。

2017 年 11 中旬，王老师举行线下授课，在院领导的支持下，我直接去西安学习，回来后向院领导汇报学习心得，机缘巧合也向当时我们市中医药管理局的李全营局长汇报了王老师的学术成就。李局长慧眼识英才，在充分考察下，带领我们高清元院长及市中医院刘允辉副院长、市第四人民医院黄其来副院长、市第八人民医院赵西敏副院长及我等九人前往西安拜会王三虎教授。

他们一见如故，畅谈中医的历史及未来，在市中医药管理局及我院和兄弟医院的诚挚邀请下，王老师于 2018 年 3 月开始了在我院门诊及教学，王老师门诊虽然一号难求，但王老师从来都是不辞辛苦，不管工作到多晚，都把患者看完并认真仔细地交代注意事项，空闲之余还要为我们授课解惑，直到现在王老师的座右铭"读书看病写文章"还常常浮现在我的脑海。

还记得王老师在我们医院的第一场学术报告：抗癌攻坚有中医，更是座无虚席，来自淄博各级医院的中医师们认真聆听王老师历数经方抗癌的实战经验，王老师对经方的解析总是娓娓道来，如数家珍，我常常和科室的同仁说，王老师不仅是著名的中医肿瘤学家，更是经方大家。

此后才有了今天会议的筹备举行，今天的会议是在淄博市最高级别的山东齐盛国际宾馆举行，也由此可见市卫健委、市中医药管理局的重视，既是对王三虎教授的肯定和支持，更是对我们中医人的莫大鼓舞。

（钟　菁）

**钟菁简介：** 女，主任医师，原淄矿集团公司中心医院中医科主任，从事中医临床37年，早年曾师从山东省中医院风湿病科主任宋绍亮教授，上海中医药大学附属曙光医院肾病科主任王琛博士，近年来师从我国经方大家、著名中医肿瘤专家王三虎教授。

擅长中西医结合治疗常见病、多发病及内科疑难杂症，如：咳喘、肺胀、心悸、胸痹、头痛、眩晕、失眠、郁证、水肿、风湿痹证、癥瘕、肿瘤，以及月经不调、不孕不育等。曾担任淄博市中医药学会中西医结合委员会副主任委员，淄博市中医药学会膏方专业委员会副主任委员，淄博市中医药学会经方专业委员会副主任委员，淄博市中医药学会五运六气专业委员会副主任委员，淄博市中医药学会综合医院管理专业委员会副主任委员等。

### 王三虎教授点评：

《中医抗癌进行时》已经是第5本了。这本书本应接第4本，是从2020年3月开始。但在本书即将成书时，看到钟菁主任这篇历久弥香的日记，勾起来我深情地回忆，就破例放在第一篇。这一天，是我在体制内成立的第一个工作站，下设淄矿总医院工作室和淄博市第四医院工作室，有工作室成员及学员十几个人。我每个月在淄博工作4天，坚持到2020年1月，疫情影响了后续工作。

前后近两年，工作是愉快的，大大拓展了我的服务半径。市中医药管理局的李全营局长及两个医院的领导对我重视有加，学员们学习热情高，出奇制胜的例子也就多了起来，《王三虎经方医案》（包含《肿瘤篇》《杂症篇》，下同）《王三虎经方医话》（包含《临证篇》《感悟篇》，下同）中记载了这个时期的案例。如果有时间，我会在《我的理想我的路》《我的经方我的梦》之后再写《我的淄博我的爱》。现在，每个月都有淄博乃至山东的患者来西安、北京找我，总能激起我的忆往昔之情，倍感亲切。

2018 年 10 月 26 日　星期五　晴

## 淄博坐诊三个月　经方新用见成果

今天是王三虎教授淄博工作站成立满 3 个月的日子，我们今天下午在医院小会议室举行了一个简单的工作汇报仪式，虽说简单，但李全营局长和高清元院长等领导还是在百忙之中出席了我们的活动。

工作汇报由我第一个进行，首先汇报了工作站的基本情况，目前有传承弟子 13 人，其中主任医师 2 人，副主任医师 3 人，主治医师 6 人；王老师自 3 月份坐诊以来共诊治患者 530 余人，其中有济南、青岛、东营、潍坊、日照等慕名而来的患者，肿瘤病占 90%。

自 2017 年线上跟王老师学习以来，我通过学以致用，在临床上取得了满意效果，主要心得就是勤于临床，勤于读书，多学经典，不断总结，提高临床水平，并在汇报中分享了两个病例。

**病例分享一**：李某，男，54 岁，咳嗽，胸闷，气短，咳白痰，伴倦怠乏力，眠差。2017 年 9 月 4 日淄博市中心医院 CT 示：肺结节。不排除感染所致。建议复查。当时给予抗炎半个月治疗，患者咳嗽略减，仍感胸闷、气短、乏力。2017 年 9 月 18 日复查肺 CT 示：左肺多发结节灶，部分较前略缩小，建议短期复查。

患者经朋友介绍于 2017 年 10 月 6 日来诊，刻下见：舌体胖大，有齿痕，质暗淡，苔白腻，脉弦滑。证系：痰浊中阻，肺失宣肃。治宜：燥湿化痰，宣降肺气。方予海白冬合汤加减。患者服药一周后咳嗽症消，半个月后胸闷、气短、乏力明显改善，嘱患者继续服药，至 60 剂时，患者已无不适。

2017 年 12 月 2 日患者去淄博市中心医院 CT 示：双肺、纵隔、心脏未见明显异常。需要说明一下，患者前两次 CT 都有纵隔淋巴结肿大。

**病例分享二**：成某，女，60 岁。2018 年 1 月 16 日初诊：左乳腺癌术后半年，既往左侧股骨头坏死病史半年。刻下见：左乳根下包裹性积液如拳头大小，3～5 天需抽取积液 20～30mL，积液呈淡黄色黏液，伴倦怠、乏力、腰膝酸软、双下肢酸胀、冰冷等不适。查：舌暗淡，苔薄略腻，脉小滑。辨

3

证：气虚血瘀，水湿停聚。治宜：益气活血，温阳化水，方拟二贝母汤加减，7剂，水煎服。

患者1周后复诊，倦怠、乏力感减轻，积液较前减少，查舌脉同前，上方继用7剂。

2018年1月23日第三诊：症状同前，左乳下仍有少量积液，需十余天抽取1次，考虑积液不化应属气虚水停，遂加黄芪50克，茯苓30克，石韦30克，10剂，水煎服。

2018年2月8日第四诊：积液明显减少，基本上十余天抽取5～10mL不等，但近日来出现双下肢酸楚，乏力明显，查：舌淡暗齿印明显、苔薄白，脉沉细。仍考虑气虚血瘀、痰湿内停，纵观前方化痰湿之品不少，再加人参10克，增加补气祛邪之功，继用10剂。

鉴于春节期间患者断断续续服药，于3月8日来诊积液已经完全吸收，仍述双下肢乏力不适，而且用人参之后出现双下肢瘙痒不适，查舌脉同前，遂减人参，加伸筋草30克，继用10剂。

3月23日请王三虎教授诊治后分析：用人参后出现瘙痒难忍说明人参祛邪外出，正符合了"风邪入里成瘤说"之病机，上方加防风10克，加强祛风散邪之力，继用10剂。后来患者断续过来服药到5月份，复查一切正常。

体会：以前我们也经常遇到此类患者，基本是随机辨证，处以疏肝理气、软坚散结之类，现在诊治此类患者，病机明确，目标明确，用药明确，取效明确。

（钟　菁）

2019年1月18　星期五　晴

## 运用经方治流感　取效迅速效力专

今年的流感又是来势汹汹，以往我们治疗流感很容易局限于教科书上的辨证分型，跟诊王三虎教授学习经方后，临床中常常会先从经方入手，今年的流感症状仍是恶寒、发热（患者大多以高热为主）、无汗、项紧、全身酸痛、舌淡红、苔薄白、脉浮紧。

流感每每肆虐于寒冬，外感风寒为其病因，我们复习一下《伤寒论》原文：太阳病，或已发热，或未发热，必恶寒，体痛，呕逆，脉阴阳俱紧者，名为伤寒。其病机正是外感风寒，其症状正符合当今之流感。

再看其兼证：太阳病，项背强几几，无汗恶风，葛根汤主之。项背强几几就是指后背连及后项拘紧不舒服的感觉，也正是寒邪侵袭太阳经脉、经脉不利之症状。所以，临床中患者出现恶寒、发热、项背酸痛不适、全身肌肉酸痛、无汗者，首选葛根汤治之；如果伴无汗而喘，取麻黄汤主之。

半个月前我在病房接诊一熟人孩子，女，14岁，体型较瘦，一周之内高热39℃两次，此次又发热两天，体温39.2℃，伴恶寒重、项痛楚楚，无汗，无咽痛，无咳嗽、胸闷，纳少，二便调。查：舌淡红，苔薄白，脉细。我还让患者查了血常规和支原体抗体，结果示血常规正常，支原体弱阳性。中医辨证：风寒束表，经枢不利。以往我可能会用荆防败毒散等，在跟王老师学习经方抗癌后，毫不犹豫地用了葛根汤3剂，患者一剂热退，两剂病愈，隔2日后电话问是否还吃第3剂？让其把第3剂也服了。

昨天跟随王三虎教授查房，13床，女，59岁，反复发热，恶寒，伴胸闷咳嗽，喉中痰鸣，咳吐黄痰，胸中灼热，四肢厥冷，无汗，在外面诊所输液治疗4天无效（具体用药不详），入院后查血常规、肺炎支原体、超敏C反应蛋白均正常，未给抗生素。正值王老师查房，分析病机：外感风寒入里化热，风寒束表未解。处方射干麻黄汤加减：

| | | | |
|---|---|---|---|
| 射干15克 | 麻黄10克 | 生姜12克 | 大枣30克 |
| 细辛3克 | 款冬花12克 | 紫菀12克 | 半夏12克 |
| 五味子12克 | 石膏20克 | 牛蒡子10克 | 蝉蜕10克 |
| 桔梗10克 | | | |

5剂，水冲服。

今天查房，患者述半剂药服后热退，寒解，仍有咳嗽，继续服药治疗。

体会1：把握好病机，经方效如桴鼓。

体会2：目前大多数患者流感后都是首选现在的中成药或西药以图方便快捷，但效果差，硬是把风寒表证拖延几天，甚至错失良机。

葛根汤：葛根12～30克，麻黄9克，桂枝6克，生姜9克，炙甘草6克，白芍6克，大枣15～30克。主治：发热，恶寒，项背酸楚（或痛）。

麻黄汤：麻黄9克，桂枝6克，炙甘草3～6克，杏仁9克。主治：发热，恶寒，无汗，伴喘息者。

说明：我们现在应用颗粒剂居多，省去了煎煮生麻黄的麻烦。

（钟　菁）

## 2019年3月17日　星期二　晴

# 治脱发用葛根汤　从风论治有担当

患者，女，16岁，2018年12月18日初诊，因"脱发伴颈部疼痛1年"前来山东淄矿集团中心医院中医科就诊。

临床症见：脱发、头皮分泌油脂过多，头痒，伴颈部疼痛，颈部活动时有响声，前额部黑。舌淡红，苔薄，脉浮。王三虎教授指示：葛根汤原方加白芷、何首乌。处方如下：

| 葛根30克 | 麻黄10克 | 桂枝12克 | 白芍12克 |
| 生姜12克 | 大枣30克 | 甘草10克 | 何首乌15克 |
| 白芷10克 | | | |

20剂，日1剂，水煎服。

断断续续服药20剂，2019年3月17日患者再次前来就诊，脱发减少，面色好转，额头发黑消失，已无颈项疼痛，颈部响声偶有出现，春节过后晨起有黄痰。舌红苔薄白，脉滑。王三虎教授指示：原方加苦杏仁10克，石膏30克，桔梗10克。14剂。

**案例分析**：患者症见脱发、颈部疼痛，前额黑，舌淡红，苔薄白，脉浮。《伤寒论》第 31 条："太阳病，项背强几几，无汗，恶风，葛根汤主之。"王老师原方给予葛根汤加阳明经祛风药之白芷，何首乌补肝血、乌须发，收到了良好效果。以往经验，脱发乃脾胃湿热、肝肾不足，大多以清热、补肝肾药剂为主，很少有医家提到"风邪"致病。

王教授首次提出了"风邪入里成瘤说"，"风邪"为最容易忽略的百病之长。《医宗金鉴》也提出"油风毛发干焦脱，皮红光亮痒难堪，毛孔风袭致伤血"。细问之下，王老师指出：患者脱发、颈部疼痛，此乃素体血虚、风邪袭表，符合葛根汤证太阳经经输不利、风寒袭表、营卫不和病机。没有顾虑太多，抛开了传统脱发为肝肾不足等之条条框框，从六经病机辨证，为太阳伤寒表证，治则方药与病机吻合即可。患者再次前来就诊，自诉效果好，脱发好转，面色红润，已无风邪袭表之黑色面容，诉晨起咳黄痰，加石膏、杏仁、桔梗宣肺清痰热，继续服药治疗。

王三虎教授善抓病机、问诊详细，不以西医病名来套中医的方药，从细枝末梢出发，善抓微小主症，探求疾病真相。让我认识到做一名"上工"，不能再依照辨证分型来开处方，脑子里要有"六经"的思路，真正做到像王教授那样"有为"而治。

（李美琪）

2019 年 3 月 18 日　星期一　晴

## 恶性肿瘤很难办　经典著作找答案

今天又是跟王教授出诊的日子（图 1），早 8 点的国医堂有一位中老年女性患者，神情焦躁而希望满满地等待王教授的到来。

患者，女，65 岁，因"发现左腋下肿块伴疼痛 7~8 个月，左颈下肿块 3~4 个月，不欲饮食，恶心"于淄矿集团中心医院国医堂就诊。

（2019-2-28）吉林大学中日联谊医院腹部 CT+ 强化示：腹膜后占位（大小 8.8cm×8.1cm×8.6cm），性质倾向恶性，病灶牵及邻近肝实质、门静脉主干及腔静脉，且与胰头部、腹主动脉、腹腔干及其分支分界不清。腹腔淋巴结转移。左肾囊肿。

患者诉食后两胁下及上腹胀痛连背两个月，稍感乏力，左手麻木伴手心发热，腹痛影响睡眠，矢气后减轻，大便干结难解，有下坠感，小便量少。后背部怕风、怕凉。汗出。口干多饮而渴不解。查：舌红，苔稍黄厚，脉滑数，P：106 次 / 分。颈下肿块大小 5cm×7cm×7cm，腋下肿块大于拳头，皮色不变，边缘尚清晰，质硬，压痛。

王三虎教授指出：大柴胡汤加减。具体方药如下。

方药1：

| | | | |
|---|---|---|---|
| 柴胡 20 克 | 石膏 30 克 | 大黄 10 克 | 炒鸡内金 30 克 |
| 三棱 20 克 | 莪术 20 克 | 蜈蚣 6 克 | 土鳖虫 10 克 |
| 醋鳖甲 30 克 | 煅牡蛎 15 克 | 黄芩 15 克 | 姜半夏 30 克 |
| 人参 15 克 | 枳实 30 克 | 白芍 30 克 | 生姜 30 克 |
| 大枣 30 克 | 炙甘草 12 克 | | |

30 剂。

方药2：

| | | | |
|---|---|---|---|
| 大黄 100 克 | 乳香 50 克 | 没药 50 克 | 细辛 50 克 |
| 胆南星 100 克 | 附片 50 克 | 蜂房 50 克 | 延胡索 100 克 |
| 全蝎 50 克 | | | |

6 剂，加生姜捣碎外用。

**案例分析**：患者吉林人，定居云南，因腹膜后占位四处求医，西医束手无策，患者慕名找到王教授，从云南不远千里而来。细观察患者，体型虽瘦，但语气铿锵有力，自诉体质尚可，仔细问诊后，患者以"恶心不欲饮食、两胁胀痛，腹痛伴大便干结难解"为主症，证属邪实而正不虚。

王三虎教授首先想到了大柴胡汤。《伤寒论》第 103 条："太阳病，过经十余日，反二三下之，后四五日，柴胡证仍在者，先与小柴胡汤。呕不止，心下急，郁郁微烦者，为未解也，与大柴胡汤，下之则愈。"《金匮要略》："按之心下满痛者，此为实也，当下之，宜大柴胡汤。"大柴胡汤，主治少阳不和兼阳明里实证。大柴胡汤证是少阳病未解，故以小柴胡汤和解少阳，加枳实、大黄利气消痞，通下热结。加石膏30克清热泻火，除烦止渴。加三棱20克、莪术20克、牡蛎15克软坚消积，加蜈蚣6克、土鳖虫10克、醋鳖甲30克虫类药祛坚积癥瘕，人参15克扶正抗癌，生姜、大枣和胃，炙甘草补中、调和诸药。

　　整方表里同治，和解少阳、清泄阳明，兼攻毒散结消积。值得注意的是王教授重用生姜30克，符合大柴胡汤原文之"呕不止"之生姜五两的用量。大黄、乳香、没药、细辛、胆南星、附片、蜂房、延胡索、全蝎、玄明粉、朱砂外敷化结硬，破坚积，止痛。

　　半月后电话回访患者，患者述腹痛减，但仍呕不止，不能进食，全身黄疸，颈部肿块增大，又有新生肿块，嘱继续中药外敷。1个月后电话随访，病情加重。

　　我是伤寒专业研究生毕业，对《伤寒论》算是比较熟悉。《伤寒论》第98条："得病六七日，脉迟浮弱，恶风寒，手足温。医二三下之，不能食，而胁下满痛，面目及身黄，颈项强，小便难者，与柴胡汤，后必下重。本渴饮水而呕者，柴胡汤不中与也，食谷者哕。"历代认为这一条是讲柴胡汤禁忌证的。王教授指出，这一条恰恰是面对腹部恶性肿瘤（肝胆恶性肿瘤）广泛转移，既有方又无把握的表现。说明张仲景也遇到过这样的疑难病症。

　　此时患者不能食，胁下满痛，黄疸，颈项强，按照常理，张仲景首先想到的也是柴胡汤类方，给予柴胡汤后而泻下，饮水而呕，食食物则哕。回访中患者恶心、颈部肿块增大且疼痛，胁下满痛虽减仍在，有黄疸，服大柴胡汤后呕不止，不能食。此时说明患者病证有变，有脾阳虚、寒湿郁滞的可能，需另启思路，知常达变。

　　本例正说明了恶性肿瘤的难治性，也显示出张仲景行文中主之、与、不中与的不同，也是王教授复方、大方，内服外用的必要性。虽然该患者预后不佳，但从解开了《伤寒论》一个条文的疑难来说，功不可没。这也提示，《伤寒论》的研究要在临床上找答案。

（李美琪）

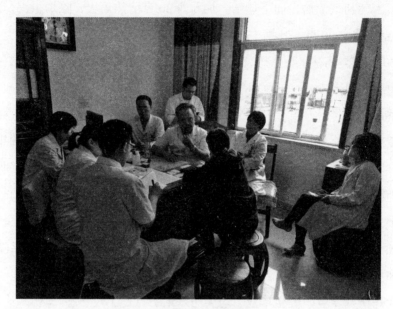

图 1　学生随王三虎教授出诊 1

2019 年 3 月 20 日　星期三　晴

## 肺痿厚朴麻黄汤　巧治息肉效亦强

随着诊疗技术的提高，肺结节、胃肠息肉等良性肿瘤或癌前病变的检出率越来越高，患者得以及时治疗，减少了发展到癌症的机会。比如胃肠息肉，可在胃镜下直接切除，一部分人即不再长，然而还有一大部分患者手术后会反复再长，难以根治。今天门诊遇到的付女士就是一个典型的例子，同时她还有甲状腺癌及肺结节，这也是会用到厚朴麻黄汤的原因所在。

付女士，51岁，2018年7月28日首诊。5年来反复出现胃肠多发息肉，多达10余枚，每年初均做一次胃肠镜，行息肉切除术。4年前又查出甲状腺癌，行次全切除术，术后1年残余甲状腺组织发现结节，同时还查出肺结节，未行特殊治疗。（2018-1-30）肠镜：所见升结肠、横结肠、降结肠可见散在多发大小0.3cm～0.5cm广基隆起，表面充血（升结肠活检1块），逐一行氩气电凝治疗，共15处。降结肠、乙状结肠、直肠黏膜片状充血、水肿。病理示腺瘤样息肉。

首诊时的症状：汗出多，活动后加重，水肿易发，腿痛，腰部不痛，睡眠好，食欲可，大小便正常。无乏力。舌淡，舌体胖大，边有齿痕，苔白厚腻，脉沉。息肉虽多病理尚属良性，付女士更担心甲状腺和肺结节的问题。

王三虎教授分析，患者甲状腺术后又出现结节，同时伴有肺结节，多发胃肠息肉，属于典型的风邪致病。《素问·风论》："风者，善行而数变，腠理开，则洒然寒，闭则热而闷……名曰寒热。"风邪泛滥，则容易出现肿瘤转移。甲状腺属少阳，少阳病多风火相扇，风邪与体内痰湿搏结，则化热成结成瘤，因此其病机为风邪入里，痰热互结。

方用厚朴麻黄汤加味：

| | | | |
|---|---|---|---|
| 厚朴30克 | 麻黄6克 | 杏仁12克 | 干姜3克 |
| 石膏30克 | 五味子6克 | 姜半夏30克 | 黄芪30克 |
| 防风10克 | 白术10克 | 煅瓦楞子30克 | 海蛤壳30克 |
| 猫爪草15克 | 浙贝母15克 | 乌梅10克 | 薏苡仁30克 |

厚朴麻黄汤是王老师治疗肺癌和肺结节的常用方，《金匮要略》用其治疗肺痿咳喘，功效为寒热并用，化痰散结，又能宣肺祛风。

患者坚持服用此方，疗效平稳。2019年1月9日复查肠镜，本想例行手术切除息肉，结果只发现2枚息肉：循腔进镜达盲肠，盲肠、回盲瓣、阑尾开口未见明显异常；横结肠可见一处直径约0.3cm广基隆起，直肠可见一处直径约0.2cm广基隆起，分别取活检1枚，质软，弹性可；所见升结肠、降结肠、乙状结肠黏膜光滑，肠腔无狭窄，血管纹理清晰。

肠息肉虽然大部分已经得到控制，然而肺结节却没有这么容易消退，革命尚未成功，医患仍需努力。但外围既已清扫，中心不在话下，继续治疗，效果可期！

患者今日来诊，述月经淋沥不尽 10 天，量少、少许黑色血块。近半月出现凌晨 4 点四肢烦热、汗出。大小便正常。舌边齿痕、舌中裂纹，脉弱。

王老师分析，患者月经量少，淋沥不尽，当责冲任不足，肝肾阴虚，虚热化火，扰动血室，四肢烦热亦为阴虚火旺表现，方用二至丸滋肾养阴，清热除烦，合海茜汤活血止血。海茜汤即《内经》治疗"血枯"的四乌贼骨一芦茹丸，活血止血中有滋补肝肾之功。舌边齿痕，舌中裂纹，是典型的燥湿相混表现，《千金》三物黄芩汤养阴清热，燥湿散结，润燥并用，是治疗妇科疾病，尤其是肿瘤性疾病的的对之方，病有痼疾、卒病，当先治卒病，且三物黄芩汤、乌贼骨本身就能燥湿化痰，软坚散结，平常之药即有抗癌之功。处方：

女贞子 15 克　　　墨旱莲 15 克　　　黄芩 12 克　　　生地黄 30 克

苦参 12 克　　　茜草 12 克　　　海螵蛸 30 克

14 剂。

王老师专于肿瘤而又不泥于肿瘤，既有整体部署又有临阵应变，临阵应变中又不离于肿瘤，体现了一个中医肿瘤专家的将军风范！

（刘小超）

2019 年 3 月 25 日　星期一　晴

## 半夏泻心治久咳　临证技巧要琢磨

2019 年 3 月 25 日上午我接到了一个陌生来电，他问："您是时主任吗？"我说："是。"他说："我想跟您说几句话，我想知道王三虎教授给我用了什么神药了。"我问："您是哪位？"他说："我是张某，两个月前在佳木斯市中医院找王教授看的，当时您也在，您还记的笔记，我当时就开了7剂中药，花了两百多块钱，没想到，一辈子的咳嗽居然给我治好了，我特别想知道他给我用了什么药，同时也向您汇报一下我这个病情，你们也好做个总结。"我一边连声说谢谢，一边找当时的记录：2019-01-16，张某，男，59岁，剧烈咳嗽，少痰，鼻涕倒流，烧心，反酸，手足热，睡眠差，小便频，舌暗红，脉数。

我记得这个患者当时说咳嗽一辈子了。我翻开当时的记录一看，上面写着半夏泻心汤，曾记得当时王老师讲的抓主症，还有胃不和则九窍不利、五脏六腑皆令人咳的观点，所以毫不犹豫地开了这张处方：

| | | | |
|---|---|---|---|
| 姜半夏 12 克 | 黄芩 10 克 | 黄连 10 克 | 干姜 12 克 |
| 党参 12 克 | 大枣 40 克 | 炙甘草 12 克 | 煅瓦楞子 20 克 |
| 细辛 3 克 | 五味子 12 克 | | |

7剂，水煎服，日两次口服。

对于半夏泻心汤，相信大家都不会陌生了，它是中医中调理脾胃的经典药方之一，其在脾胃的疾病应用最广，因为脾胃同居中焦，为气机升降及水饮上达下输之枢机。脾主升，胃主降，脾胃功能正常，则清气得升，浊阴得降。脾胃功能失常，则清气不升，浊阴不降，在上则为呃逆、反酸、嗳气等，在中则为腹痛、腹胀、痞满等，在下则为肠鸣、下利等。故而治疗脾胃疾病，关键在于调理脾升胃降的功能。

此外半夏泻心汤主治心下痞证，症见脘腹痞满，心烦，呕吐，肠鸣，下利，口苦，舌苔黄白而腻者。它是辛开苦降、寒温并用、攻补兼施的代表方剂。同时加了细辛、五味子这类辛散酸收之品。《神农本草经》云：细辛，味辛，温。主咳逆，头痛，脑动，百节拘挛，风湿，痹痛，死肌。久服明目，利九窍，轻身长年。《本草经集注》陶弘景注：五味子味酸，温，无毒。主益气，咳逆上气，劳伤羸瘦，补不足，强阴，益男子精。养五脏，除热，生阴中肌。

王老师经典功底深厚，不拘一格，辨证活学活用，正如《内经》所谓：

"知其要者，一言而终，不知其要，流散无穷。""至道不繁。"我在王老师身上，真正看到了。在此，感恩王老师不远千里前来我地传经送宝，授业解惑，我也将王老师的看诊尽力记录下来，让经方的原貌重现，让正统中医扬眉吐气，在世界立足，并以师志为己志，让更多的人受益！

（时桂华　张　宇）

2019年4月15日　星期一　晴

## 肺癌术后声嘶哑　射干麻黄汤效佳

陈伯康，男，73岁，2018年10月初诊，以"右肺癌术后10年，声音嘶哑2年余"为主诉就诊。

刻下症见：声音嘶哑，乏力，气短，上楼困难，有汗，大便稀，不成形，夜寐安，食少。舌红有瘀斑，脉沉细。

辨病：肺痿。

辨证：气阴两虚，肺失宣发，瘀血内阻。

治法：益气养阴，宣肺化痰，活血化瘀。

以射干麻黄汤为主方加减，处方：

| | | | |
|---|---|---|---|
| 射干 15克 | 麻黄 10克 | 细辛 3克 | 五味子 12克 |
| 姜半夏 12克 | 干姜 10克 | 紫菀 12克 | 款冬花 12克 |
| 海浮石 30克 | 人参 10克 | 桔梗 12克 | 牛蒡子 12克 |
| 蝉蜕 12克 | 僵蚕 12克 | 桃仁 10克 | 麦冬 30克 |
| 百合 30克 | 白英 30克 | | |

30剂，日1剂，水煎服。

2019年1月13日复诊：诉服药后恶心，便秘，手冷，手指心红，咳嗽，痰白黏，舌红苔薄。予射干麻黄汤合海白冬合汤加减，处方：

| | | | |
|---|---|---|---|
| 射干 15克 | 麻黄 12克 | 细辛 5克 | 五味子 12克 |

| | | | |
|---|---|---|---|
| 苏子 30 克 | 干姜 10 克 | 生姜 12 克 | 紫菀 12 克 |
| 款冬花 12 克 | 海浮石 30 克 | 人参 10 克 | 桔梗 12 克 |
| 牛蒡子 12 克 | 桃仁 10 克 | 麦冬 30 克 | 百合 30 克 |
| 白英 30 克 | 附片 15 克（先煎） | 大黄 10 克 | 泽漆 30 克 |
| 大枣 30 克 | 葶苈子 30 克 | | |

2019 年 4 月 15 日三诊：患者诉 3 月复查胸部 CT 较前相仿。服药后恶心呕吐，大便少。痰多咳不出，声哑，舌红边有瘀斑，脉弦。原方去干姜、附片，改生姜为 24 克，人参为 15 克，桃仁为 12 克，大黄为 12 克，泽漆为 50 克，大枣为 60 克，加半夏 20 克，诃子 12 克。

肺痿是指肺叶萎弱不用，临床以咳吐浊唾涎沫为主症，为肺脏的慢性虚损性疾患。《金匮要略心典·肺痿肺痈咳嗽上气病》："痿者，萎也，如草木之枯萎而不荣。"此外《金匮要略》："……肺痿之病从何得之……或从汗出，或从呕吐，或从消渴，小便利数，或从便难，又被快药下利，重亡津液，故得之。"由此可见，肺痿的发病机理为肺脏虚损，津气严重耗伤，以致肺叶枯萎。

本案患者年过七旬，《黄帝内经》云"男子八八，则天癸竭，精少，肾脏衰，形体皆极，则齿发去"，故患者脏腑机能减低，脏腑虚损，气阴已亏；肺癌手术则更加重肺脏的损伤；且患者病程长达 10 年，气不摄津、气随津脱如此往复，长期慢性虚损，最终导致肺叶萎弱不用故辨为肺痿。患者气阴两伤故出现气短、乏力、汗出等症状；肺脏虚损则宣发肃降功能异常，肺气失宣则可见咳痰，汗出；肺脏虚损则"助心行血"无力，致瘀血内阻，舌见瘀斑。

治疗方面，《金匮要略》："咳而上气，喉中水鸡声，射干麻黄汤主之。"如果喉中有水鸡声，凡是喉中嘶鸣、痰鸣，就有用射干麻黄汤的机会。本案患者存在声音嘶哑、咽喉不利、咳白黏痰等症状，故而以射干麻黄汤为主方，配合海白冬合汤加减。

射干麻黄汤中射干能清热、止咳化痰；而麻黄是公认的宣肺代表药，其能宣肺气，开腠理，散风寒。《本草正义》言其"专疏肺邪，宣泄气机……虽曰解表，实为开肺"。紫菀、款冬花、五味子能治咳逆上气，半夏、细辛祛饮。

海白冬合汤是王老师治疗肺癌的经验方，方中以海浮石化痰散结，合人参气阴双补。白英清肺解毒抗癌，麦冬、百合、生地黄、玄参滋阴润肺，瓜蒌、半夏化痰散结，穿山甲、鳖甲、生牡蛎软坚散结；灵芝止咳平喘；炙甘草止咳化痰，调和诸药。两方联合益气养阴扶正、宣肺止咳化痰。

（方　萍　中医师　台州市黄岩中医院）

## 2019年4月15日　星期一　晴
## 甲状腺病有主药　就是用量不能多

盛某，男，33岁，2018年10月16日初诊。因"甲状腺乳头状癌射频消融术半年"前来就诊，当时无明显不适，纳可，二便调，睡眠时间缩短。舌淡红，脉弦。并于两天后复查甲状腺B超，示双侧甲状腺囊肿。

辨病：瘿瘤。

辨证：心肝火旺，痰气瘀结，枢机不利。

治法：疏利枢机，化痰散结，清心泻火为主。

方药：小柴胡汤加减。

处方：

| | | | |
|---|---|---|---|
| 柴胡12克 | 黄芩12克 | 姜半夏12克 | 白芍12克 |
| 浙贝母12克 | 煅瓦楞子30克 | 海蛤壳30克 | 猫爪草10克 |
| 生龙骨20克 | 煅牡蛎20克 | 党参10克 | 夏枯草10克 |
| 石膏20克 | 甘草10克 | 大枣30克 | 黄药子6克 |
| 连翘15克 | 黄连6克 | 桃仁12克 | |

2019年1月13日复诊：诉服药开始出现皮疹伴身痒，现皮疹及瘙痒症

状均缓解，舌红。治疗仍以小柴胡汤加减，处方：

| | | | |
|---|---|---|---|
| 柴胡 12 克 | 黄芩 12 克 | 姜半夏 12 克 | 白芍 12 克 |
| 浙贝母 12 克 | 煅瓦楞子 30 克 | 海蛤壳 30 克 | 猫爪草 10 克 |
| 生龙骨 20 克 | 煅牡蛎 20 克 | 党参 10 克 | 夏枯草 10 克 |
| 石膏 20 克 | 甘草 10 克 | 大枣 30 克 | 黄药子 6 克 |
| 连翘 15 克 | 黄连 6 克 | 桃仁 12 克 | |

2019 年 4 月 15 日三诊：4 月 3 日复查甲状腺 B 超，示颈部甲状腺结节右侧下极 2mm×2mm 囊肿。口唇偏红，晨起偶有黄痰，舌红，苔薄黄，脉弦。处方：去黄药子（间断），改黄连为 10 克，加瓜蒌 30 克。

王老师习惯以小柴胡汤加黄药子治疗甲状腺结节或甲状腺癌，取其化痰、散结、消肿、消瘿的作用。黄药子是一味化痰药，药性特点是苦、寒，有小毒，功效是化痰散结消瘿、清热解毒。其可治疗甲状腺疾病，始载于唐代孙思邈的《千金月令》，"万州黄药子，可疗忽生瘿疾一二年者"。《本草纲目》中阐述其功效为"凉血降火，消瘿解毒"。《开宝本草》："主诸恶肿疮瘘，喉痹。"《本草正义》："能散坚消结，化痰解毒。"《药性论》记载："治水气浮肿，下小便，治嗽逆上气，项下瘤瘿。"《灵枢·经脉》云："肝足厥阴之脉……属肝，络胆……循喉咙之后，上入颃颡，连目系。"

依据经络循行，甲状腺相关疾病与肝经关系密切，沈金鳌《杂病源流犀烛》："瘿之为病，其症皆属五脏，其源皆为肝火。"《审视瑶函》载："五脏六腑之精华，皆从肝胆发源，内有脉道通窍，上通于目为光明。"目之所视，依赖肝的疏泄及肝血的濡养，如果肝失于疏泄，致肝气郁滞，气有余则为火，肝火上炎，则目赤肿痛，肝受血才能视，若目睛失于肝血濡养，则视物模糊不清。《本草经疏》载：黄药根"入少阴、足厥阴经""解少阴之热，相火自不妄动而喉痹瘳矣"。

由此，黄药子用于治疗甲状腺疾病及甲状腺相关眼病可作为引经之药。黄药子善于治疗颈部的瘿瘤肿块、结节，可以化痰、散结、消肿、消瘿，常常和贝母、瓜蒌等配合；但因其有小毒，临床中容易发生肝损害，导致应用受到限制，但有研究表明配伍适当的药物如甘草、当归等，可减轻或预防其肝脏毒性的发生。

（高喜岩　中医师　台州市黄岩中医院）

2019年4月16日　星期二　晴

## 白虎汤治激素脸　分经论治效立显

患者，女，17岁。因颜面大面积红斑、渗出伴瘙痒半个月于2019年3月26日在佳木斯市中医医院王三虎传承工作室就诊。患者曾外用含有激素的外用药膏，用时减轻，停用加重。皮肤所见：面部红赤，鼻翼旁尤甚，双耳红赤，手心红而干，大便秘结，舌红，苔薄黄，脉滑数。

王三虎教授曾指出，颜面乃阳明经走行，方用白虎汤加减。处方如下：

石膏50克　　　知母12克　　　　山药15克　　　　甘草10克

牡丹皮12克　　赤芍12克

7剂，日1剂，水煎服，早晚分服。

患者服药1周后再次就诊，皮肤红斑面积明显缩小，颜色变淡，瘙痒减轻，现面部皮肤略干燥，热象明显减轻，舌红少苔，脉细滑，属热后伤阴的表现，原方基础上加人参10克，服用1周后痊愈。

**案例分析：**患者皮疹发于面部，鼻翼尤甚，是足阳明经循行部位。"足阳明之脉，起于鼻……下循鼻外，入上齿中，还出夹口环唇……循颊车，上耳前……至额颅"。我们看患者，鼻翼红赤，双耳红赤，口唇干燥，正是阳明经证。《伤寒论》第219条："三阳合病，腹满，身重，难以转侧，口不仁，面垢，发汗则谵语……白虎汤主之。"第206条："阳明病，面合赤色。"教材上白虎汤主治气分热盛证：壮热面赤，烦渴引饮，汗出恶热，脉洪大有力。

本方为阳明经证的主方。临床实际上往往不典型，不全面，抓住"面合色赤"，不必求全责备。方中用辛甘大寒的石膏为主药，专清肺胃之邪热，既可解肌透热，又可生津止渴除烦。辅以知母，其苦寒质润，性寒以助石膏清气分实热，质润可滋养热邪所伤阴津。王三虎教授常用山药代替粳米，因山药可益胃护津，又可防石膏知母大寒伤中，辅以牡丹皮、赤芍，以清热凉血消斑，用甘草调和诸药，现代药理研究，甘草有类激素样作用，但没有激素的副作用。

后期热后伤阴，根据《伤寒论》第222条"若渴欲饮水，口干舌燥者，白虎加人参汤主之"，白虎汤中加人参，既清阳明之燥热，又能益气生津，一举两得。现代药理研究，人参因富含人参皂苷，能促进血液循环，增加肌肤的营养供应，使面部肌肤细腻光滑，有美容的作用。

王三虎教授善于用经方治疗各种疑难杂症，给我们打开了运用经方的大门。古往今来，以经方家自居的人不少，但真正把经方展开运用的人不多。对于白虎汤，王三虎教授不仅常用，而且理清了用方的思路，取得了良好的疗效，让我学到了看病不要拘泥在辨证分型上，要能够运用方证学说、经络学说，知常达变。

**王三虎教授点评：**

我到佳木斯市中医医院开设工作室以来，深感该院在朱广媛院长的率先垂范下，学习经方的热情洋溢。肿瘤科时桂华主任更是以身作则，学以致用。这篇文章就是活学活用的代表，充分体现了经方的魅力。

（丁黎薇　时桂华）

2019年4月18日　星期四　晴

## 小肠肿瘤很少见　术后康复是关键

原发性小肠恶性肿瘤很少见，仅占全身恶性肿瘤的0.4%，所以跟随师父出诊过程中遇到的小肠肿瘤病例更是让我印象深刻。

今天来复诊的这位34岁的青年男性便是一位小肠肿瘤术后患者。2018

年10月25日患者因间断性脐周腹痛伴肠鸣腹泻、便秘交替出现20天，按肠梗阻治疗9天无效，于12月10日行腹腔镜探查，诊断为小肠恶性肿瘤，病理考虑髓系肉瘤，行小肠肿瘤根治性切除术，术后化疗1次，因出现发热、腹泻，自行终止化疗。

2019年3月18日慕名于王三虎经方抗癌淄矿中心医院工作室就诊。就诊前1周感脐周腹痛伴肠鸣，多发于中午12点左右，每天发作1次，大便2～3次/日，泻后痛减，行走10分钟左右即感疲劳。饮食可，其母诉其平日喜食肉类食物，睡眠可。舌暗红、苔黄厚，中有裂纹，脉沉细。处方为薏苡附子败酱散、六君子汤加味：

| | | | |
|---|---|---|---|
| 薏苡仁50克 | 附片10克 | 败酱草30克 | 人参12克 |
| 陈皮10克 | 姜半夏20克 | 白术12克 | 茯苓12克 |
| 槟榔15克 | 炒鸡内金30克 | 山楂15克 | 神曲15克 |
| 麦芽15克 | 砂仁10克 | 木香10克 | 黄连10克 |
| 干姜10克 | 肉桂5克 | 苍术12克 | 炙甘草12克 |

15剂，日1剂，水煎服。

2019年4月18日复诊：服上药后患者腹痛未再发作，肠鸣次数减少，诉每日12：30～17：00大便3～4次，不成形。晨起有大便，便质正常。近3周来白细胞持续下降，3周前白细胞$4.3×10^9$/L，2周前白细胞$3.0×10^9$/L，1周前白细胞$2.5×10^9$/L。近10天来入睡困难，口渴多饮，听到噪音易心烦。舌暗红，自觉苔黄厚腻好转，脉滑。

王三虎教授指示：上方加猪苓汤、茜草、地榆（地榆30克，茜草12克，猪苓15克，泽泻10克，阿胶6克，滑石10克，15剂，日1剂，水煎服）。

**案例分析：**患者在首诊时腹痛、纳眠可，平素吃肉较多，舌暗红、苔黄厚，中有裂纹，脉沉细，乃燥湿相混、寒热胶结之表现，王老师首次提出了"燥湿相混致癌论"和"寒热胶结致癌论"，《药品化义》曰："薏米，味甘气和，清中浊品，能健脾阴，大益肠胃。"《神农本草经》讲附子"破癥坚积聚"，《药性论》讲败酱草"治毒风顽疾，主破多年凝血，能化脓血为水"，薏苡附子败酱散健脾利湿，散寒清热。薏苡附子败酱散选药精当，紧扣病机，是经方治疗肿瘤的典范。在物质生活极大丰富的今天，人们最不缺的可能就是各色美食，考虑到患者平素喜食肉食，存在饮食积滞，肿瘤术后又伴有气虚乏力表现，加用六君子汤、槟榔、神曲、山楂等以补气健脾、消积导滞。

复诊时患者口渴多饮，心烦失眠，正是猪苓汤证表现，《伤寒论》第223条："若脉浮发热，渴欲饮水，小便不利者，猪苓汤主之。"第319条："少阴病，下利六七日，小便不利，咳而呕渴，心烦不得眠者，猪苓汤主之。"因为小肠主水液、营养的吸收，所以经常出现水液不化的问题，水液不化尤其是影响到了心肺，出现了心烦失眠、口渴咳嗽，那就是猪苓汤证了。王老师指出，猪苓汤的靶向器官就是小肠。而茜草和地榆都是现代药理研究证明有升白作用的药物，故复诊加用茜草、地榆升提白细胞。

王老师是当今运用中医经方抗癌的领军人物，将经方合用、活用发挥得淋漓尽致，又别出心裁。俗话说，有疗效才是硬道理，这1年多来，王老师的粉丝亦在逐渐增加，许多肿瘤患者更是提前预约就诊，不愿错过每个月与王老师的面诊，王老师和蔼可亲的问诊、耐心为患者解疑答惑及确凿的临床疗效给了无数患者战胜疾病的信心。

（谭明琴）

**王三虎教授点评：**

该患者是我在淄博印象最深的患者之一，主要是小肠恶性肿瘤的少见和猪苓汤的应用。猪苓汤是和桂枝汤能够相提并论的重要方剂。观《伤寒论》第一方是桂枝汤，《金匮要略》第一方是猪苓汤可知。不要说小肠癌少见，就是我们对小肠病症的了解都是微乎其微，甚至缺少对小肠的辨证论治和的对方药。我在吴以岭、黄煌的《我的经方梦》中首次提出小肠就是猪苓汤的靶向器官，小肠病变的主要症状就是失眠。在这个患者的后几诊中都得到了很好的体现。

2019 年 4 月 18 日　星期四　晴

## 学用经典见成效　无独有偶方不同

今天又到了王三虎教授在淄矿集团中心医院国医堂坐诊的日子，王三虎教授看过几个患者后，张先生走进了诊室，这是他第二次找王教授看病了。上个月的 18 号，他第一次找王教授看病，是因为"脊索样脑膜瘤术后 12 年，阵发性头晕 9 年、加重 3 年"来诊的，上次王教授给他开的方是真武汤合酸枣仁汤，15 剂。一个月过去了，效果如何呢。

"吃了上次的药有用吗"王教授问道，"有用，头晕明显少了"，患者高兴地回答。细问之下，患者诉服上方 8 剂后头晕症状已减轻，服完 15 剂药后患者又到我院门诊找我们科钟主任，按前方又开了 15 剂，目前患者头晕症状已减轻大半，十分减轻了约六分，并可自行买早餐，但仍入睡困难，睡眠 6～7 小时，多梦，仍口渴喜食热饮，怕冷，二便可，舌淡红、苔薄黄，脉弦。

听到患者病情明显好转，我们都很高兴，患者头晕已经 9 年多了，现在能有如此明显的效果实在难能可贵，说明方药切中病机，效不更方，王教授决定基本方不变，附片加至 15 克，白芍加至 30 克，处方如下：

| | | | |
|---|---|---|---|
| 附片 15 克 | 茯苓 15 克 | 白术 15 克 | 白芍 30 克 |
| 生姜 30 克 | 炒酸枣仁 30 克 | 炙甘草 6 克 | 川芎 12 克 |
| 知母 12 克 | | | |

15 剂。

无独有偶，今天又来了一位脑膜瘤的患者。患者，女，79 岁，失眠 6 年，头晕、头痛 4 年，患者多年来入睡困难，每日需口服安眠药（阿普唑仑 0.5～1 片与佐匹克隆 0.5～1 片交替服用）辅助睡眠，左侧头部跳痛，前额胀冷，需戴帽睡觉，先前额胀后出现左侧头部疼痛，头晕，耳鸣，听力下降，耳塞如堵，恶心，心悸，胸闷，憋气，平躺 10 余分钟后感憋闷不适，右手颤动 2 个月，四肢乏力，腰膝酸软，走路超过 200 米后出现心慌、恶心，四肢发凉，喜饮热饮，喝冷饮出现腹泻不适，右侧口角流涎，纳可，大便不匀，痔疮脱肛。舌暗淡，苔薄白黄相间，右手脉沉细若无，左手脉弦滑。

患者于 2019 年 3 月 18 日在淄博市中心医院行 MRI 示：左侧桥小脑角区占位（1.9cm×2.1cm，界清），考虑脑膜瘤；右侧额部颅骨下小脑脑膜瘤（直径约 0.6cm）。王教授辨证分析后给予交泰丸、吴茱萸汤、当归四逆汤三方合方治疗，处方如下：

| | | | |
|---|---|---|---|
| 黄连 10 克 | 细辛 5 克 | 炙甘草 12 克 | 通草 6 克 |
| 肉桂 6 克 | 吴茱萸 12 克 | 人参 10 克 | 大枣 50 克 |
| 生姜 24 克 | 当归 15 克 | 桂枝 12 克 | 赤芍 30 克 |

15 剂。

**案例分析：**患者失眠，头晕，耳鸣，心悸，腰膝酸软，四肢发凉，王教授认为上述症状属于心肾不交，心火独亢于上，肾阳气不足，不足以蒸腾气化，肾水不能上济心火，故选用交泰丸交通心肾。

患者头痛，前额胀冷，需戴帽睡觉，恶心，胸闷，口角流涎，王教授认为这是肝胃虚寒、浊阴上逆所致，方用吴茱萸汤，《伤寒论·辨厥阴病脉证并治》第 378 条讲"干呕，吐涎沫，头痛者，吴茱萸汤主之"。《金匮要略·呕吐哕下利病脉证治第十七》中讲"呕而胸满者，吴茱萸汤主之"。本案中，王三虎教授还用了当归四逆汤，当归四逆汤是治疗厥阴血虚寒证的主方，《伤寒论·辨厥阴病脉证并治》第 351 条说"手足厥寒，脉细欲绝者，当归四逆汤主之"。本案中患者四肢发凉、喜饮热饮、右手脉沉细若无正是当归四逆汤的典型表现。

前后两例脑瘤患者的治疗经过给我们留下了深刻的印象。两例患者病情均较为复杂，临床症状不同，病史均长达数年，王三虎教授凭借其深厚的中医功底，面对患者纷繁复杂的临床症状，抽丝剥茧，游刃有余，详细剖析病机，从经典入手，从方证相应着手，辨病与辨证相结合，给两例患者完全不同的处方，第一例患者初次诊治后病情已减轻大半，第二例患者的治疗效果也非常值得期待。回顾两例患者的诊治，正是：学用经典见成效，无独有偶方不同！

（崔文华）

2019年7月8日　星期一　晴

## 审证求机治阳毒　升麻鳖甲效不俗

系统性红斑狼疮是一种典型的系统性自身免疫性疾病，在临床上治疗起来颇为棘手，其基本的病理改变是免疫复合物介导的血管炎，可引起皮肤、关节、浆膜、心脏、肾脏、神经系统、血液系统等多系统损害，多见于中青年女性，发病高峰在15～40岁，尤以貌美女性多见，可能与雌激素这一易感因素有关系，如21世纪初网络作家痞子蔡的小说《第一次亲密接触》，在青年男女中流传甚广，小说中悲剧的爱情结尾令人动容，文中温婉知性的女主人公"轻舞飞扬"最后就是因狼疮而去世。

系统性红斑狼疮刚开始发病时，多出现光过敏、盘状红斑、蝶形红斑等皮肤损害，患者首先就诊于皮肤科，然而，随着病程进展，患者逐渐出现雷诺综合征、肾脏损害、神经系统损害、胸膜腔积液、血三系减少等多系统损害，因此，正确的就诊科室应是风湿免疫科。目前，风湿免疫科治疗红斑狼疮的主要治疗方式是羟氯喹、激素、免疫抑制剂、生物制剂、免疫吸附、血浆置换、利妥昔单抗等，《APLAR痛风治疗临床实践指南（2021版）》建议所有系统性红斑狼疮常规使用羟氯喹，然而羟氯喹主要副作用为角膜沉积、视网膜病变，可导致视力异常和失明。

临床上也常用免疫抑制剂来治疗，免疫抑制剂如环磷酰胺、吗替麦考酚酯、环孢素A等药物，然而免疫抑制剂是一把双刃剑，应用免疫抑制剂时，患者常处于免疫抑制状态，易并发结核、肠道感染、乙型肝炎等病，免疫抑制剂常有胃肠道反应、骨髓抑制等副作用。

指南认为，对于系统性红斑狼疮患者来说，诱导疾病完全缓解是系统性红斑狼疮治疗的一个目标，但是在临床上，有近一半的患者始终难以完全缓解，因此，诱导缓解的治疗需要遵循个体化原则。目前，系统性红斑狼疮仍属于不可治愈性疾病，因此，维持治疗将直接影响到患者的远期预后，在远期维持治疗和巩固治疗阶段，常使用吗替麦考酚酯或硫唑嘌呤来维持治疗，但是这些药物价格昂贵，常给患者造成较大的经济负担。这不禁让我们思考：对于狼疮的治疗，现代治疗已山穷水尽，中医药治疗是否柳暗花明？

考之临床古籍，中医未有过狼疮这一病名，《中医外科学》教科书上将狼疮称之为红蝴蝶疮，然而，红蝴蝶疮仅指的是蝶形红斑、盘状红斑等皮肤病变，没有显现出狼疮这一疾病的全貌。国家中医药管理局《中医病症诊断疗效标准》中，将系统性红斑狼疮与中医的阴阳毒相对应，较为合适。阴阳毒病名最早见于张仲景的《金匮要略·百合狐惑阴阳毒病脉证治第三》，原文如下："阳毒之为病，面赤斑斑如锦纹，咽喉痛，唾脓血，五日可治，七日不可治，升麻鳖甲汤主之。阴毒之为病，面目青，身痛如被杖，咽喉痛，五日不可治，七日不可治，升麻鳖甲汤去雄黄、蜀椒主之。"

若将系统性红斑狼疮的症状与条文作对应，我们可以发现面赤斑斑如锦纹为红斑狼疮的典型表现，这一症状表现多见于红斑狼疮初期的皮肤病变，病患出现光过敏、蝶形红斑、盘状红斑等皮肤损害，或因为血液系统损害而出现紫癜表现，身体有瘀斑，条文中的吐脓血说明病已深入，累及消化道或血液系统，这一出血可能为胃肠道出血，或是血小板减少症。隋代巢元方认为阳毒为热极，阴毒为寒极，基本病机皆是邪毒为患，后世医家则认为阳毒和阴毒是同一种病的不同发展阶段，阳毒当为邪毒炽盛，初犯浅表，使血瘀于外，而有面赤斑斑如锦纹的表现，咽喉为肺气进入人体的门户。

若依照温病学家的卫气营血辨证体系来分析，咽喉痛当为邪毒犯卫。若病邪进一步进展，邪伏于里，血脉瘀滞，与水、湿、痰、饮、瘀等病理因素相搏结，致病邪难解，阳气不得流通，阳气虚极，寒气深入，因此出现面目青、身痛如被杖等寒证症状。

原文中所说的五日可治、七日不可治是对这一疾病的预后判断，五日、七日应是虚指，五日指的是早期阶段，七日指的是晚期阶段；在疾病早期阶段，病邪尚未深入，疾病尚属可治，若疾病日久，毒盛正衰，则阴毒较为难治。对于阳毒，原文说升麻鳖甲汤主之，阴毒升麻鳖甲汤去雄黄、蜀椒主之。

随王三虎教授临证过程中，我们曾也遇到过一狼疮病例，印象深刻。2018年10月29日，有一位女患者来就诊，她形体颀长，肤色白皙，但面部颧红，如戴红妆，似一只蝴蝶扑于脸上，脸颊部隐隐可见黑斑，精神不佳，面容焦虑，愁容满面，从望诊来说，这就是典型的狼疮皮肤病变的表现。

患者自诉18年前月子期间皮肤发痒，当时无关节痛、无口腔溃疡、无脱发、无光过敏、无皮肤紫癜等表现，2018年5月检查，示抗着丝点B抗体阳性、抗线粒体M2抗体阳性、抗DS-DNA抗体199阳性，受凉后手指尖麻木，指甲发黑，为雷诺病。目前采用的诊断标准为1997年美国风湿病学会（ACR）的标准，患者现在符合蝶形红斑、盘状红斑、免疫学异常、抗核抗体阳性四项诊断标准，可确诊为系统性红斑狼疮。

就此患者而言，目前病机是什么呢？我分析如下：患者既往月子期间皮肤发痒，月子期间血室空虚，邪气易乘虚而入，易发热（如《金匮要略》说热入血室，其血必结，故使如疟状，发作有时，小柴胡汤主之），患者皮肤发痒为血虚生风之故，血虚不能濡养肌肤，风性善变，行引周身，进一步耗血，因此，易生燥邪。患者受凉后手指尖麻木、指甲发黑又为血瘀的表现，血虚易成瘀滞，若遇寒凉，寒性凝滞，更易生瘀。患者素体为血虚体质，近5个月以来又出现面部红斑，为邪毒内蕴，结于营血，若进一步进展，邪毒可燔灼营血，使邪蒙清窍、昏谵抽搐，邪毒内蕴，进一步耗伤阴津气血，容易形成恶性循环，舌红苔黄腻，脉滑数为邪毒内蕴的表现。

综上，这个红斑狼疮患者病机为血虚、血瘀、邪毒共存。如若从六经辨证来分析，这个患者既有皮肤发痒之表证，又有邪毒蕴于阳明之证，且有太阴不足，综合分析，为太阳阳明太阴合病。根据方证辨证，患者面赤斑斑如锦纹，可辨病为阳毒，辨证为升麻鳖甲汤证。因此，本例患者可以用升麻鳖甲汤来治疗。升麻鳖甲汤原文中用：升麻二两、当归一两、蜀椒一两（炒去汗）、甘草二两、鳖甲手指大一片（炙）、雄黄半两（研）。而王三虎教授用在此例中的药物为：

| | | | |
|---|---|---|---|
| 升麻 30 克 | 鳖甲 30 克 | 石膏 30 克 | 知母 10 克 |
| 白芷 10 克 | 防风 15 克 | 当归 10 克 | 赤芍 30 克 |
| 川芎 10 克 | 大青叶 30 克 | 连翘 30 克 | 白蒺藜 30 克 |
| 荆芥 10 克 | 甘草 15 克 | 白芍 15 克 | 柴胡 12 克 |
| 枳实 12 克 | | | |

此方为升麻鳖甲汤合消风散合四逆汤加减，方中关键之药为升麻，《神农本草经》谓："味甘，平。解百毒，杀百精老物殃鬼，辟温疫、瘴气、邪气、蛊毒。"《名医别录》谓："主中恶腹痛，时气毒疠，头痛寒热，风肿诸毒，喉痛，口疮。"《药性论》："治小儿风，惊痫，时气热疾，能治口齿风露肿疼，牙根浮烂恶臭，热毒脓血，除心肺风毒热、壅闭不通，口疮，烦闷，疗痈肿，豌豆疮。"其性升发，能透一身之邪于外，清热解毒，按照归经用药来说，升麻归阳明经，但能引阳明之毒邪透于太阳之外。

鳖甲，《神农本草经》谓："味咸，平，主心腹癥瘕坚积、寒热，去痞、息肉、阴蚀、痔、痔、恶肉……生池泽。"鳖甲用在此处，主要是为了攻逐留滞之邪毒，石膏、知母、大青叶、连翘为阳明经用药，清热泻火解毒，主要针对的是毒邪内蕴这一病机，患者平素为血虚体质，且有血瘀之症，用当归、生地黄养血活血，且当归能引升麻入血分，血虚生风，用防风、白蒺藜、荆芥疏风透邪止痒，方中用四逆散的目的是透邪解郁，解一身之郁热。综上，王教授本方起到的作用是疏风透邪、凉血解毒。

2019 年 1 月 14 日患者复诊：患者服药 70 剂，近 20 天未服抗过敏药，瘙痒明显好转，面赤、唇干红、颧红都有所好转，大便一天四五次（较前增多），尿急，抗 DS-DNA：108IU/mL，说明王教授的治疗方法确有效果，此次在前方基础上加乌梅 12 克，五味子 10 克，黄连 10 克，干姜 6 克，黄芩 12 克，取乌梅丸之意。考虑患者近来久泻尿急，方证属厥阴病证，为邪热未尽，呈寒热错杂、虚实夹杂之病机，取涩肠止泻之意。

2019年4月三诊：患者面部红斑、瘙痒已较前明显好转，但受凉后手指麻木等雷诺征仍存，所以在前方基础上加用桂枝12克，桑枝30克，姜黄12克，丹参30克，用以清热祛风，活血祛瘀，通利关节；鳖甲减量为20克，因体内伏邪已大幅透发体外。

2019年7月8日四诊：患者下巴、鼻头有红色疖肿、视力减退，偶乏力、雷诺征、皮肤瘙痒已较前缓解，故去桂枝、荆芥；肝藏血，肝开窍于目，视力减退为肝血虚之征象，目前病机为邪热已散，但正气虚弱，故加生地黄、党参滋阴养血、扶益正气，巩固疗效。

根据西医学理念，本例患者虽未使用激素、免疫抑制剂、生物制剂等西药，单纯使用中药，就已达到维持治疗阶段，由这个病案我们可以看出，只要辨证得当，中医药也可发挥出意想不到的优势。

（毛舒麟　中医师　黄岩中医院）

## 2019年7月8日　星期一　晴

## 肠癌三物黄芩汤　经方活用疗效彰

大肠癌在中医学中属"积聚""肠风""脏毒"等范畴，因禀赋不足、饮食不节、劳累过度、内伤七情，而致正气虚损，外感六淫邪气，久病失治，使气、血、瘀、毒阻滞，大肠传导失司，邪气久留，积聚乃生，发为本病。王老师总结多年的临床经验，认为大肠癌的主要病机是风邪入肠与湿热结合，燥湿相混而致癌。三物黄芩汤便是王老师在临床上治疗直肠癌的主打方。

病案：何某，女，61岁，2019年1月初诊。乙状结肠癌术后3月余，术后化疗两次，脸、手、脚变黑，副作用明显，后服中药39剂，诸症好转，近期复查影像提示"乙状结肠癌术后改变，盆腔右侧结节状影伴多发结节状密影，降结肠肠壁可疑结节影，右肾小囊肿，右肺中叶小结节（4mm）"。

刻诊：大便量少，次数多，十指腹稍红，耳部堵塞感，舌红，苔薄黄，脉数。

辨为脏毒。辨证：心气虚。治法：补心气。给予三物黄芩汤合薏苡附子败酱散、四君子汤加减。处方：

| | | | |
|---|---|---|---|
| 大黄 12 克 | 牡丹皮 12 克 | 冬瓜仁 30 克 | 桃仁 12 克 |
| 生地黄 30 克 | 苦参 12 克 | 黄芩 10 克 | 土鳖虫 10 克 |
| 红花 10 克 | 生晒参 12 克 | 白术 12 克 | 茯苓 10 克 |
| 炙甘草 10 克 | 天麻 12 克 | 骨碎补 20 克 | 葛根 30 克 |
| 薏苡仁 50 克 | 制附片 10 克 | 败酱草 30 克 | 防风 10 克 |
| 桂枝 12 克 | | | |

每日 1 剂，水煎服。

2019 年 4 月 15 日二诊。刻诊：自述诸症好转七分，大便形状转粗，颈肩僵硬消失，十指颜色好转，停西药两周，舌红，苔薄黄燥，脉弦。随症调整以减少燥性，增加润性。守上方，改薏苡仁 30 克，桃仁 20 克，生地黄 50 克，每日 1 剂，水煎服。

2019 年 7 月 8 日三诊。复查全腹部 CT，示盆腔右侧结节状影伴多发结节状致密影较前稍缩小。刻诊：偶腹泻，余无不适，食纳佳，眠可。舌暗红，苔薄，脉沉。处方：

| | | | |
|---|---|---|---|
| 大黄 12 克 | 牡丹皮 12 克 | 桃仁 12 克 | 生地黄 30 克 |
| 苦参 12 克 | 黄芩 10 克 | 土鳖虫 10 克 | 红花 10 克 |
| 生晒参 12 克 | 白术 12 克 | 茯苓 10 克 | 炙甘草 10 克 |
| 天麻 12 克 | 骨碎补 20 克 | 薏苡仁 30 克 | 败酱草 30 克 |
| 防风 10 克 | 桃仁 20 克 | 诃子 12 克 | |

每日 1 剂，水煎服。

《金匮要略》中三物黄芩汤作为妇人产后病方的补充，主要治疗妇人产后血虚致四肢烦热，由黄芩、苦参、生地黄 3 味药组成。生地黄清热凉血、解毒滋阴，可助黄芩清热，苦参清热燥湿，亦助黄芩清湿热，生地黄减少了苦参的苦燥之性，苦参减少了生地黄的腻滞之性，配伍精妙。然王老师遣方用药师古而不泥古，发扬而不离宗，将此方作为恶性肿瘤燥湿相混的主方。

薏苡附子败酱散在《金匮要略》中记载治疗"肠痈"，方中薏苡仁"味甘气和，清中浊品，能健脾阴，大益肠胃"，附子"破癥坚积聚"，败酱草"治毒风顽疾，主破多年凝血，能化脓血为水"。王老师认为"肠痈"就是大肠癌，此方选药精当，紧扣病机，可解决寒热胶结的主要矛盾。

此外王老师还提出"带瘤生存，把肿瘤当慢性病治疗"的观点。本例患者化疗日久，副作用明显，气血亏虚，大肠燥湿热毒胶结，以清热利湿、软坚散结、健脾益气为原则，合用四君子汤，使气血渐复，随证施治，改变机体整体的状态，延长生存时间，改善生活质量。

（叶佳宏　中医师　黄岩中医院）

2019 年 7 月 25 日　星期四　晴

## 癌瘤癫痫有何方　仍用柴胡桂枝汤

作为一名福建中医药大学八年制中医学专业实习生，我在深圳市宝安区中医院的王三虎经方抗癌工作室跟诊已经是第二个月了，刚踏入临床的我，对于柴胡桂枝汤的理解还只停留在太阳少阳合病：太阳病未解故见发热、微恶寒、支节烦疼；邪渐入少阳故见微呕、心下支结。然而跟随老师门诊为我打开了另一扇辨证思维的大门。

今天下午四点多，诊室走进了一家三口。其母亲刚进诊室就激动地说："王教授，我们是从珠海慕名而来的。"老师轻轻一笑："怎么不舒服了？"母亲说："孩子 3 年前做过颅咽管瘤手术，两年前做了第二次手术，1 年前孩子开始口角抽动，一开始只是少少的几次，后来渐渐频率就多了，3 个月前开始给孩子吃奥卡西平（抗癫痫药），本来控制得很好，几乎没有再发，但是从 6 月 18 日开始每天发作两次，差不多在下午和晚上睡眠中，严重时持续两个小时以上，甚至双手抽搐。平常还会跟我说，妈妈，我心下觉得闷闷的，感觉呼吸不过来。孩子一直在吃激素，身体变胖，也有尿崩症。"

老师听了说："我们中医有得治。"接着转过头对跟诊的我们说："癫痫，就按柴胡桂枝汤证来治。"老师看了看孩子说："这孩子两眼圈黑得很重啊。"母亲说："是啊！这孩子睡眠特别浅，一有点动静就醒了，平常吃得也少，一吃完几分钟就去上厕所。""我平常头后面会痛，不喜欢吹风。"本来一句话没说的孩子出声了，我们都惊讶得很，9 岁的孩子语言表达能力那么流畅。

老师说："这孩子聪明啊，过度用脑，髓海空虚，也是个发病因素啊。"其母亲说："对啊，在学校很乖，成绩也优秀。""我平常翘着脚会觉得脚酸，还会抖。"孩子又突然冒出了一句。老师笑着对孩子说："你来说，还有什么不舒服？""额头前面有时候会很胀，头偶尔还会晕晕的。""还有呢？头两边会不会也疼？""会的，会疼，有时候手指节还会疼。"老师听了拍腿一笑："证全了，可不就是柴胡桂枝汤证嘛。"

我听了细细一想："伤寒六七日，发热，微恶寒，支节烦疼，微呕，心下支结，外证未去者，柴胡加桂枝汤主之。（《伤寒论》第 146 条）"可不是都对上了。老师接着又说："这是风邪入里，太阳阳明少阳证都有，我们还是得按太阳少阳为主来治。"又看舌，舌红，苔薄白；切脉，脉沉。辨病辨证结合，老师以柴胡桂枝汤加味：

| 北柴胡 6 克 | 黄芩 10 克 | 法半夏 9 克 | 党参 10 克 |
| 人参叶 6 克 | 生姜 12 克 | 大枣 20 克 | 炙甘草 9 克 |
| 桂枝 6 克 | 白芍 20 克 | 桑叶 10 克 | 牡丹皮 10 克 |
| 石膏 30 克 | 白芷 6 克 | 石菖蒲 12 克 | 远志 6 克 |
| 茯苓 10 克 | 醋龟甲 10 克 | 煅牡蛎 30 克 | 天麻 10 克 |
| 防风 10 克 | 蒺藜 10 克 | 葛根 15 克 | |

患者走后老师细细跟我们讲道："这是少阳风火相扇，还是得柴胡桂枝汤治，咱们既要泻火又要息风，柴胡桂枝汤为主打，桑叶、牡丹皮泻少阳血分热，石膏、白芷走阳明，菖蒲、远志和人参、茯苓是《备急千金要方》的大定志丸，咱不能见崩制崩，用茯苓无妨，颈项强痛再加葛根。说到少阳风火相扇，黄芩是不可少的，我当初就是从治眉棱骨疼的选奇汤（酒黄芩、防风、羌活、炙甘草）中悟到风火相扇，泻火就能息风。"说完，我们都被老师经验独到的辨病辨证思维和精于方药的实力所折服。

很幸运能在实习的这一年里能够跟着老师学习。老师常说我们要回归经典，经典就是我们的理啊。日本医家也用柴胡桂枝汤治癫痫，理论依据就在经典里面，可不是吗。一般来说，张仲景言症状不言病理，出方药不言病性，我们要以方测证，循证探理。想想老师少年时乡间小路上背《伤寒论》，我们中医学子又怎能不熟读经典呢？虽然我们起步没那么早，但是只要肯用功，永远不晚。只要多看多听多想，厚积薄发，我们也能实现中医梦！

（李娜芬）

**王三虎教授点评：**

风为百病之长，老生常谈。但说到"风"，大家多半只是谈谈而已，我在肿瘤临床浮沉多年，受《黄帝内经》"四时八风之客于经络之中，为瘤病者也"的启发，写成《风邪入里成瘤说》，其后感悟渐多，逐步明确了风邪入里成瘤的起因、途径与涉及的脏腑经络，乃至基本证型和代表方剂。柴胡桂枝汤就是风邪入髓入脑造成癫痫及脑瘤的代表方剂。

本案例的小患者，聪颖异常，详细地叙述了他的主观不适，竟然和柴胡桂枝汤证契合之处甚多，这也从另一个方面印证了仲景原文实从临床观察而来。无独有偶的是，次日，湖南来的"脑白"小患者也是用柴胡桂枝汤为主方治疗，几近痊愈，只不过，"脑白"兼有血中热毒，合用犀角地黄汤清解血中热毒而已，本案以癫痫为主，重在清热祛风。详细内容可参阅2019年4月22日的日记（"王三虎"公众号4月22日：王三虎医案——白血病）。

2019 年 10 月 13 日　星期日　晴

# 嗳气呃逆三年多　左右逢源用经方

陶先生，43 岁，2019 年 4 月 15 日于台州市黄岩中医院初诊。

主诉：嗳气、呃逆 3 年。多处医治，效果不显。

现病史：嗳气、呃逆反复出现，食后尤甚。伴有胃胀，腹中雷鸣，口唇红，口水多，多梦，大便先干后稀，舌暗红，苔薄，脉滑数。

辨病：呃逆、痞证。

辨证：寒热错杂，肝脾阴虚。

治法：辛开苦降，补益肝脾。

方选：半夏泻心汤加味。

处方：

| | | | |
|---|---|---|---|
| 黄连 10 克 | 黄芩 10 克 | 干姜 10 克 | 姜半夏 12 克 |
| 党参 12 克 | 大枣 30 克 | 炙甘草 6 克 | 栀子 10 克 |
| 山药 15 克 | 酸枣仁 12 克 | 枳实 12 克 | 竹茹 12 克 |
| 益智仁 12 克 | | | |

7 剂。

2019 年 7 月 8 日复诊：服药 7 剂。效果明显。近期自觉口水多，心下有水气。处方：上方加桂枝 12 克，茯苓 12 克，白术 12 克。7 剂。

《伤寒论》第 149 条："伤寒五六日，呕而发热者，柴胡汤证具，而以他药下之……但满而不痛者，此为痞，柴胡不中与之，宜半夏泻心汤。"此条说明了小柴胡汤证误用下法的转归及治法。若误下之后出现胃脘胀满等痞证的症状，则可用以半夏泻心汤和胃消痞。痞证的出现正是因为脾胃阳气素来虚损，邪热因误下而内陷于中焦，与虚寒互结，阻滞了气机的宣通。

另外《金匮要略·呕吐哕下利病脉证治第十七》："呕而肠鸣，心下痞者，半夏泻心汤主之。"由此可知，半夏泻心汤证的主要症状除了心下痞，还应有呕和肠鸣下利。清·陈修园在《金匮要略浅注·呕吐哕下利病脉证治第十七》中说："此为呕证中有痞而肠鸣者，出其方也。此虽三焦俱病，而中气为上下之枢，但治其中，而上呕下鸣之证俱愈也。"虽有上、中、下三焦的见症，但究其根本应是寒热互结于中焦，故以"心下痞"为关键，治疗当以疗中痞为主，复中焦气机，则上呕下鸣诸症皆可消。

清·程林在《金匮要略直解·呕吐哕下利病脉证治第十七》中提到"呕而肠鸣，心下痞者，此邪热乘虚客于心下。"热指的是内陷之邪热，虚指的是脾胃虚寒，心下指的结于中焦，寒热互结于中焦，则脾胃升降失常。中焦气机不畅则心下痞，胃失和降则呕，脾失升健则肠鸣泄泻。同时《内经》中也提到过"中气不足……肠为之苦鸣"，提示半夏泻心汤证的病机除了有寒热互结于中焦，还应有中焦气虚，故治疗当以疏解中焦寒热、调畅气机为主。

《神农本草经》中记载黄连、黄芩皆主肠澼下利；半夏主心下坚，下气，肠鸣；干姜主温中。清·柯韵伯《伤寒来苏集·伤寒附翼·太阳方总论·半夏泻心汤》说："盖泻心汤方，即小柴胡汤去柴胡加黄连、干姜也……痞因寒热之气互结而成，用黄连、干姜之大寒大热者，为之两解，且取其苦先入心，辛以散邪耳。此痞本于呕，故君以半夏……用参、甘、大枣者，调既伤之脾胃，且以壮少阳之枢也。"半夏泻心汤中的黄连、黄芩苦寒清热以燥湿降浊，半夏、干姜辛温散寒以降逆开痞，人参、大枣、甘草甘温补中以和肠胃，则胃部气机通降，痞满自除。全方共奏寒热互用、辛开苦降，调和肠胃之效。

本案患者嗳气、呕吐、腹中雷鸣，大便先干后稀，符合呕而肠鸣下利等对症，故用半夏泻心汤加减。口唇红，有热，栀子清热；口水多，益智仁、山药温脾摄涎；多梦，酸枣仁养心安神；胃胀，枳实、竹茹理气消胀，故取效甚捷。二诊自觉心下有水气。再和苓桂术甘汤。王老师用经方真是左右逢源。《伤寒论》第67条："伤寒若吐、若下后，心下逆满，气上冲胸，起则头眩，脉沉紧，发汗则动经，身为振振摇者，茯苓桂枝白术甘草汤主之。"太阳伤寒，依法当发汗，现用吐、下法误治，导致表不解，气上冲胸。再加上里有停水，非携带水上冲，致心下逆满，心下有水气。胃停水必头晕头冒。怎么治疗？桂枝甘草汤降冲气，加上茯苓、白术利水。

今日三诊：已无嗳气、呃逆，口水减少。刻诊：头昏，肠鸣，眩晕，有气上冲感。有清涕。加重桂枝量降冲气，改为桂枝15克，加重茯苓为30克，利水治眩晕。患者有清涕，说明有表证，加麻黄6克解表。

（罗建峰　中医师　黄岩中医院）

**王三虎教授点评：**

《伤寒论》真是越学越有味，越用越神奇。书中片言只语，往往是辨证眼目。痞证用经方半夏泻心汤，人人皆知。嗳气、呃逆用之，就有些匪夷所思。其实，半夏泻心汤、甘草泻心汤、生姜泻心汤三方差别并不大。临床上常用半夏泻心汤代之。甘草泻心汤证的"干呕"、生姜泻心汤证的"干噫食臭"，历历在目，何须多言。


2020年1月11日　星期六　晴

# 四方合用卵巢癌　中医疗效显出来

王某，女，69岁。2019年7月9日于黄岩区中医院初诊。

主诉：卵巢癌术后1月余。

2019年6月因眼肿、脸肿检查出卵巢恶性肿瘤Ⅳ期，行手术治疗，术后化疗1个疗程。

刻诊：腿软无力，面浮肿，左手麻木，肩背酸胀，尿多，治疗前夜尿多，眠可，汗多，口苦，不欲饮，腹股沟偶有胀痛。既往有"糖尿病""右肺下叶小结节"史。舌红，苔黄腻，脉沉。

辨病：积聚。

辨证：风邪入里，三焦水道不利。

治法：通调三焦水道。

方选：小柴胡汤合五苓散、三神煎、三物黄芩汤。

处方：

| | | | |
|---|---|---|---|
| 柴胡 15 克 | 黄芩 12 克 | 人参 12 克 | 甘草 6 克 |
| 半夏 15 克 | 生姜 15 克 | 大枣 30 克 | 茯苓 30 克 |
| 猪苓 30 克 | 泽泻 15 克 | 桂枝 12 克 | 白术 12 克 |
| 桃仁 12 克 | 鳖甲 30 克 | 三棱 12 克 | 生地黄 40 克 |
| 苦参 12 克 | 薏苡仁 40 克 | 牡蛎 20 克 | 栀子 12 克 |
| 半边莲 30 克 | | | |

30 剂，水煎服，日 1 剂。

2019 年 1 月 14 日复诊：服上方 30 剂，现大便无力，需使用开塞露，夜尿频，脚麻，口臭，腿行走无力，食可，眠可，面浮肿，舌淡红，苔薄，脉弱。

2019 年 10 月检查见左侧髂血管旁直径 48mm×17mm×16mm 囊性灶。今日处方：上方改猪苓为 10 克，生白术 60 克，去栀子、半边莲。

2019 年 11 月 15 日三诊：复查见左侧髂血管旁直径 18mm 囊性灶，左肺条索状。面部浮肿好转，夜尿多，大便好转，手麻，肩背酸胀好转，口唇紫暗明显。处方：上方加水蛭 6 克，蜈蚣 2 条。

今日第四诊，病情稳定，症状较前明显好转，复查左侧髂血管旁包块也明显缩小。舌脉同前，守方再进。

卵巢恶性肿瘤是女性生殖系统恶性肿瘤之一，是严重威胁妇女生命的肿瘤。FIGO 分期肿瘤局限在卵巢为 I 期，肿瘤蔓延至盆腔为 II 期，种植转移至腹腔为 III 期，如果出现远处重要脏器的转移为 IV 期。分级不同，存活时间不同，分级越高五年生存率逐渐下降，西医手术联合化疗后往往没有很好的办法改善患者生活质量。

王老师认为卵巢癌是少阳三焦水道不利、血水互结的表现。风入少阳，三焦水道不利，是卵巢癌的重要病机。所以用小柴胡汤疏利三焦水道，仅用柴胡、黄芩、半夏、生姜、人参、大枣、甘草七味常用药，就有寒热并用、补泻兼施、和解表里、疏利枢机、恢复升降、通调三焦等功能，尤其与癌症的寒热胶结、升降失常、正虚邪实的病机非常吻合。

患者面浮肿，尿多，汗多，不欲饮，小柴胡汤是少阳病的主方，而少阳就包括了手少阳三焦经，上、中、下三焦主全身水道之通畅，配合五苓散化气行水。临床上肿瘤患者出现多汗恶风的概率很大，既是表虚、气虚、营卫不和的症状，也是风性疏泄的致病特点使然。所以《素问·风论》中的五脏之风均以"多汗，恶风"为首见、必见症状。

三神煎是宋代《圣济总录》中的方子，这三味药在当时的治疗癥瘕积聚的几十个方子中间是排在前三位的，由桃仁，醋三棱、醋炙鳖甲组成具活血化瘀，破血消积，软坚散结行瘀之功，是治疗癥瘕包块之良方。三物黄芩汤中生地黄清热凉血解毒滋阴，黄芩既能清实热，又能清湿热，还能清虚热，也能清血热，再加上苦参清热燥湿，苦参的燥性被生地黄纠正。经方合用患者症状较前明显好转，左侧髂血管旁包块也明显缩小，正虚与邪实是贯穿肿瘤治疗全过程的主要病机。王老师把方证、药证与条文相互联系，把繁杂的症状表现逐层剖析，让我们领略经方抗癌的魅力和神奇，受益匪浅。

（苏　丹　主治中医师　黄岩中医院）

2020 年 3 月 16 日　星期四　晴

## 疫情不挡复诊路　举家看病满意归

今天早上跟师父在西安天颐堂中医院出门诊，虽然受到新冠肺炎疫情的影响，很多外地患者不能来，但还是有一些患者自己开车从外地赶来，从内蒙古来的这一家四口就是这样专程驱车 700 多公里来复诊的。

走进诊室，家中的女主人王女士说："王教授，这次见您太不容易了，我们昨天专门开车来的，今天看完就回去了。我老公吃了几个月您开的中药，精神气色各方面我感觉还是越来越好的。"

师父微笑，说："那就好啊，你们远道而来，总不能让你们白跑一趟呀。"

王女士接着说："有效有效，相当有效。我和我女儿1月份来的时候也吃的您开的药，都一吃就见效。所以这次把我儿子也领来了，一会儿还得麻烦您给他看看。"

师父说："你当时是怎么不好？"

王女士说："我是有好几年了，每次来月经前就头疼，疼得还很厉害，月经过去了就好了。看过不少地方，吃过不少药，也不行。上次不是陪我老公来看病，就让您给看了，吃了30剂，最近来月经完全不疼了。"

师父对弟子们说："我对这个病是从热入血室来辨证的，当时应该用的是小柴胡汤加减，可以让医助打开病历查看处方。"

医助打开电子病历，果如师父所言：王女士，46岁，2020年1月1日初诊，处方：

| | | | |
|---|---|---|---|
| 柴胡12克 | 黄芩12克 | 姜半夏12克 | 生姜12克 |
| 大枣30克 | 党参12克 | 甘草12克 | 生龙骨15克 |
| 煅牡蛎15克 | 桑叶12克 | 牡丹皮12克 | 蔓荆子12克 |
| 白芍15克 | | | |

小柴胡汤是《金匮要略》中治疗热入血室的方剂，加桑叶、牡丹皮是师父从叶天士医案中总结出的方法，用桑叶、牡丹皮清血分之热，用小柴胡汤清气分之热。蔓荆子疏风散热止痛，白芍柔肝止痛。另外加了龙骨、牡蛎，以方测证，她当时应该是有眠差的问题。

看完王女士的病历，师父接着给她的先生看病。史先生，56岁，2019年12月9日初诊，今日第5诊：左腹壁恶性黑色素瘤术后复发。服药后精神气色好转，体力增。纳可，眠可，小便不利消，病灶处疼痛减轻。嗳气频繁，胃脘胀，左肩疼。舌红，苔白厚腻，有齿痕，脉沉。

师父写完病历，对我们说："恶性黑色素瘤的病机，还是血中热毒，所以你们看上方用了犀角地黄汤清血中热毒，用了升麻、石膏，用了黄连、黄芩、黄柏，都是清热解毒的，当归贝母苦参丸和通关丸是针对他以前小便不利的问题。关键是用了穿山甲，这个药价格高，我们平常能不用就尽量不用，在这里针对黑色素瘤复发，该用还是要用。"

史先生对我们说："价格是能承受的，主要是用了还是不一样，我媳妇带着我看了好几个地方，吃其他药都无效，吃了您的药以后舒服了，我也认为治病是该用药就用药。"

师父点头，接着说："龙葵和冬葵子也是平常很少用的药，一般不轻易用，这里也是辨病用药。现在频繁嗳气，胃胀，这次可以暂时取消，加木香10克，槟榔15克就可以了，左肩疼加片姜黄15克，其他不变。"本次处方：

| | | | |
|---|---|---|---|
| 升麻30克 | 生石膏60克 | 土贝母20克 | 柴胡15克 |
| 栀子15克 | 黄连15克 | 黄芩15克 | 水牛角丝30克 |
| 马齿苋30克 | 生地黄30克 | 枳实15克 | 厚朴30克 |
| 姜半夏20克 | 延胡索15克 | 生晒参12克 | 川贝母10克 |
| 苦参12克 | 当归12克 | 知母12克 | 肉桂6克 |
| 穿山甲10克 | 木香10克 | 槟榔15克 | 片姜黄15克 |

14剂，日1剂，水煎服。

给史先生看完后，接着给他的儿子看病，主要是面部痤疮严重，红肿热痛，伴有皮损。师父经过辨证，认为是胃火炽盛，肺热郁闭，火热上炎所致，但同时形体肥胖，饭后即便，大便溏稀，在实证的同时又伴有脾气虚，属于虚实夹杂。处方白虎汤加味：

| | | | |
|---|---|---|---|
| 生石膏30克 | 知母10克 | 桔梗10克 | 姜半夏15克 |
| 陈皮10克 | 茯苓12克 | 土茯苓30克 | 苍术15克 |
| 党参15克 | 黄芪30克 | 白芷15克 | 凌霄花15克 |
| 连翘15克 | | | |

14剂，日1剂，水煎服。

诊疗结束，王女士一边开玩笑说他们是组团来看王教授，一边取药满意而归。

（马传琦）

**马传琦简介：**现为陕西中医药大学在读硕士研究生，师从全国中医药高等学校教学名师、陕西中医药大学原校长周永学教授。2017年师从著名经方抗癌大家、陕西、广西两省名中医、第四军医大学肿瘤研究所原所长王三虎教授，为首批秘传弟子，随师研究肿瘤病的中医治疗，深得真传。

2020年3月20日　星期五　多云
## 年高不惧难关多　家人陪伴共面对

在师父的门诊上，一家人同来或亲朋好友一起来看病的情况很常见，我在4天前的日记《疫情不挡复诊路，举家看病满意归》中刚刚记录了史先生一家人看病的经历，今天早上王老先生也在一家人的陪伴下来到天颐堂中医医院。

王老先生今年77岁高寿，两年半前查出来前列腺癌，考虑年龄大了未选择手术，一边放疗，一边在师父这儿看病吃中药，今天来复诊，精神气色如常人。王老的女儿说："王教授，我很感谢您！以前一直在广誉远中医门诊部看的，这次挂上了这边的号，又到这边来了，我爸爸在您这里看得已经很好了，去年年底复查，前列腺已经形成钙化灶，现在算是过了一关了。上上个月查出来是肺癌，所以还要继续请您费心了。我和我妈妈去年也请您看病，现在我们家所有人就信您，大家谁生病了第一反应就是要赶快预约您的号。"

我原本想详细了解一下王老先生以前在广誉远中医门诊部的看病经过，还想再问问他的家人的看病情况，但是考虑到王老年龄大了，体力、精力弱，详细问起来太耽误时间，只得作罢。等以后有机会去广誉远中医门诊部时在电脑上再调以前病历处方来学习亦可。

心里正在想着，师父已经开始一边接诊一边书写病历：2020 年 3 月 20 日复诊，确诊左肺癌两月余，前列腺癌两年半，放疗 33 次，服中药两年，已形成钙化灶。胸腔少量积液，手足冰冷，上气不接下气，喘咳，多白沫痰。恶风寒，易感冒。听力下降，食少，恶心呕吐，失眠。舌暗淡，苔白厚，脉右弦左滑。双手杵状指明显。

师父写完病历，对弟子们说："从辨病来说，是肺痿。辨证上还是离不开肾虚，包括原来的前列腺癌，也是肾虚的症状明显，现在就是肾不纳气，肺失宣降，用人参蛤蚧散合麻黄汤、交泰丸加味。"处方：

| | | | |
|---|---|---|---|
| 生晒参 15 克 | 蛤蚧 1 对 | 桂枝 15 克 | 麻黄 12 克 |
| 杏仁 15 克 | 甘草 15 克 | 射干 12 克 | 泽漆 50 克 |
| 海浮石 30 克 | 炒鸡内金 20 克 | 麦冬 20 克 | 百合 20 克 |
| 当归 12 克 | 生地黄 30 克 | 干姜 10 克 | 黄连 12 克 |
| 肉桂 6 克 | 瓜蒌 30 克 | | |

7 剂，日 1 剂，水煎服。

人参蛤蚧散是师父用来治疗肺肾两虚、肾不纳气的有效方剂，师父自 1993 年以大剂蛤蚧治愈陕西白水县某患者的顽固性哮喘后，就以善用蛤蚧而闻名，其后用蛤蚧的机会越来越多，每每出奇制胜。有一年夏天师父回家乡坐诊，因为开方导致合阳县城蛤蚧短期脱销，一时传为佳话。

处方中的泽漆，是师父从《金匮要略》中挖掘出的治疗胸腔积液的"靶向药"，师父曾经跟弟子们说起过：泽漆汤就是张仲景治疗肺痿的主方，正因为在《金匮要略》中只有很简略的一条"脉沉者，泽漆汤主之"，所以这个方剂没有受到应有的重视，就连泽漆这味药也不为中医所熟知。在《神农本草经》中是这样记载泽漆的，"主皮肤热，大腹水气，四肢面目浮肿，丈夫阴气不足"，说明泽漆是一味泻肺降气行水而略具补性的药。

（马传琦）

2020 年 4 月 14 日　星期二　晴

## 突如其来患绝疾　海白冬合书传奇

郑女士，性格开朗，爱说爱笑，她们一家人平时都在我这儿看病，也算是我的忠实粉丝了，她那大嗓门没少给我介绍患者。

去年 12 月 20 日，她和儿子来到我诊所，却没有了往日的笑声，说她爱人近日因咳血，到医院拍 CT，诊断为肺癌，她对我说："这几天心情沉重，不知道该去哪里治疗、如何治疗，思来想去，只有来找你最合适，你经常在外学习，又跟过西安的肿瘤专家，见多识广，只有靠你了。"我忙安慰她说："不要慌，有办法治疗，在医院该放疗、化疗就听医生的，我这里用中药全力配合。"她说："不行啊！他那脾气你又不是不知道，如果让他知道了是这个病，肯定接受不了，天都要塌了！"说着她和儿子都掉了泪，我的心里也一阵阵的酸楚。

王师傅，62 岁，性格开朗，勤快能干，但脾气倔强而又暴躁，是个典型的"顺毛驴"脾气。我也能想到，如果他知道了病情，心理上接受不了，很可能弃医不治，先瞒着他治疗应是上策。所以我接受了这份沉甸甸的嘱托。

第二天，郑女士带王师傅来看病，咳嗽，痰中有血块 10 多天，伴有气短乏力。查：CT 示左下肺叶背端占位病变 1.5cm×2.1cm，边缘毛躁不规则。形体消瘦，面色晦暗，舌暗红少津，苔白腻薄黄，脉弦硬而数。证属气阴两虚，痰瘀互结。我语重心长地对他说："肺部有个结节，这回可真的不能抽烟了，不要干重活儿。"王师傅忙应道："不抽了不抽了，嗯嗯。"

方用海白冬合汤加减合黛蛤散：

| | | | |
|---|---|---|---|
| 海浮石 30 克 | 白英 30 克 | 麦冬 30 克 | 百合 30 克 |
| 人参 10 克 | 生地黄 20 克 | 玄参 12 克 | 半夏 30 克 |
| 制鳖甲 20 克 | 瓜蒌 15 克 | 炮山甲 4 克（研末冲服） | 生牡蛎 30 克 |
| 山慈菇 10 克 | 海蛤壳 30 克 | 青黛 3 克（冲服） | 炙甘草 6 克 |

一周后复诊，服药两天后咯血即止，气短乏力减，效果明显，上方去黛

蛤散，山慈菇与猫爪草交替使用，后半疗程因进不到穿山甲，只好用王不留行代替，继续治疗。

春节期间，突如其来的新冠疫情到来，恐慌气氛席卷全国，这个病例的治疗也见证了这段历史，不能来诊，每次只能在视频上看病，第二天我再把煎好的中药送到检疫卡口，他们两口子在卡口外等候再取中药。

王师傅在小区物业工作，疫情期间，不但负责物业的水电暖的维修，还要在卡口值班做防疫工作。坚持服药3个月，王师傅精神倍增，满面红光，体重增了10kg，闲不住的他在休息的时间还要回老家种种地。

4月8日复查，CT室的医生惊诧不已，肿瘤不见了？报告：左下肺囊状低密度影，与外侧支气管相通，周围少量条索影。诊断结论：左下肺支气管扩张。

次日，郑女士带儿子和儿媳登门致谢，这3个多月来，一家人悬着的心如石头落地。并继续服药以进一步巩固疗效。

海白冬合汤是恩师王三虎教授以麦门冬汤为基础化裁而来、自拟的治疗肺癌的专方。方中选海浮石咸寒质轻上浮之性，入肺经化痰散结而润下，白英清热解毒、利湿抗癌，针对"痰毒壅肺"而设。全方滋阴润肺与化痰散结相结合，扶正与祛邪相结合，共奏益气养阴，化痰散结之效。他提出肺癌从肺痿论治、燥湿相混致癌论、人参抗癌论等一整套完备的理论体系，将肺癌各证候分型论治与基础方合方，提出了辨证论治与辨病论治相结合，使理论和临床有机结合，在这样疑难疾病的治疗上屡收奇功，福泽众患！

（王红兵）

**王三虎教授点评：**

秘传弟子是学员中的佼佼者。我自2017年9月开始招收秘传弟子，已有30多位入门，5位出师。在学弟子中功力如同王红兵者不乏其人，说明我们的教学活动卓有成效，学得会，用得上，见效果。近日开始招收的网络弟子，是适应地域辽阔、传播及时的新形式和预科替补班。短短几天，包括美国、加拿大、德国等国家和地区的70名学员已经体会到了经方的魅力和网络教学的优越性，不亦乐乎。

2020年4月16日　星期四　晴

## 跟着教授学经方　民间土医名气扬

2017年9月的一天晚上，我拿手机上网，忽然看到"原第四军医大学教授、著名中医肿瘤专家，王三虎教授已退休，招收经方抗癌秘传弟子"的一条好消息，心里非常兴奋，当即电话联系到了权鑫老师。便确定下来。2017年10月1日上午我来到西安市中医医院王三虎经方抗癌门诊，见到了慈祥的老师，他待人很热情，平易近人，笑容可掬。啊！感谢！梦里寻师千百度，尔今结下师徒缘。

当时我的身体很糟糕，刚刚闹了一场病，心脏安了支架，严重忘事，血压高，耳鸣耳聋，反应迟钝，自己感觉要痴呆了，几乎要成傻子了，家人都不让我再接待患者了，专养身体。当我得知王三虎教授经方抗癌收徒这一喜讯，看王教授已年逾花甲，如此大力宣扬经方精神可嘉，为祖国传统经方中医传道呐喊，为年轻中医授业解惑，为中国梦贡献自己的力量，是老师这种精神激发了我的激情，看到了光明，使我又振作起来，我想跟着王三虎教授一定不会再痴呆，也一定能学到真正治病救人本领。学习的劲头又来了。

可自己的听力、记忆力很成问题，跟诊时，老师与患者沟通时讲的话有很多我是听不清楚的，记笔记时，一句话还没写完，后边的就忘了，本来自己就读书少，学识浅薄，理解能力差，我很无奈，跟诊两个月，笔记写的寥寥无几，而且多不完整，这方面我非常羡慕马传琦师兄，马师兄眼明手快，聪慧过人，他是练功之人，眼观六路，耳听八方，日后定是虎门一名出色弟子，很是敬佩。为他点赞！为他骄傲！

老师充分利用了现代科技网络教学，天天都有分享新的发现，为弟子点评的经典案例，线上线下想方设法多为弟子们传授其宝贵经验，我最最感动的是，还有师母吴喜荣教授、师姐王欢全家上阵，毫不保留为弟子们传授自己的宝贵经验，实在是千载难逢的家族恩师啊，能有幸入得虎门者，真三生有幸，是修来的福啊。感谢良师！

我两年多来通过线上线下、秘传弟子群网络、和老师赠的一套（9本）大作认真学习，受益匪浅，大大拓展了思路，在应对疑难杂症的辨病辨证方面不能说得心应手吧，可以说难倒无措的病例几乎没有，临床治疗了肺癌转移、肝癌转移、肝胆管癌转移、脑瘤术后转移癌，效果是医患双方都比较满意，再如慢性肾病、胃病、久咳、过敏性鼻炎，过敏性哮喘，妇科不孕、牛皮癣等，我在当地还真是有了点名气，百里千里之外寻来求医者时有不断，今天能取得这些成绩全要感谢恩师师母的栽培。

2019 年农历腊月二十三，星期五，我正常到增寿堂三店坐诊，上午刚到诊所附近，接到了妹夫的来电。我问什么事？对方说"你外甥给你打电话了吗"，我说"怎么回事"，说他妈（我妹妹）昨天晚上肚子疼得厉害，忍受不了，凌晨两三点叫 120 拉到中医院啦。这边挂了电话，我马上打电话给外甥女问情况，回话说"医生说我妈胆囊结石，体温 38.5℃，现正在输液，打了止疼针（注射用卡瑞丽珠单抗抗癌药止疼剂），医生说可能要开刀。"我告诉她，先消炎，先不考虑手术，安顿好了我就去。

下午 4 点我来到医院，见我的胞妹，蜷伏在病床上，吊着液体，面色褐红，不言语，看她痛苦得很，摸皮肤烫手，脉弦数有力，没让她动身子，望舌。说是入院后打了退热针，温度有所下降，但是一直发热，昨晚入院后打了止疼针，睡了 2～3 个小时，看着她痛苦地蜷伏着，我心很难过。胞妹说肚子胀痛，上顶着想吐，问其大便情况，子女们都说，医生交代"禁食不让吃东西，水也不让喝"，从昨晚到现在没有排大便。在家肚子疼了 9 个小时，凌晨 3 点入院，输液，CT 提示胆囊炎并泥沙样结石。

观胞妹昏睡中，面色褐红，肌肤热烫，体温 38.2℃，腹胀痛。脉弦滑数，我立刻想到王三虎教授讲的"推陈致新"的通腑泄热排毒的芒硝。便吩咐外甥媳妇（在本院康复科工作）到药房买30克芒硝，药房司药人很细心，把30克分包了3份，我本想一次服20克，考虑到腹胀，怕喝下很快吐出来，4：33就用60 mL温水加芒硝10克，溶化了服下，观察1个小时未吐，5：50用水100毫升加芒硝10克再服；6：40，服10克，加温水200mL。她服得急，服后2～3分钟，呕吐了约100mL。随后即安。

看到她褐红的面色退却了，接近了平时面色，摸到额头微微汗出，问她腹疼怎样，说身上也有汗出，腹疼减轻多了，精神也好不少，说着她想坐起来，她儿媳扶着，坐了5～6分钟，有点疼，便躺下，问其有没有想大便的感觉，说"没有"，我说不疼了可以下床走走，有利于消胀排便，于是，走一会儿，床边坐坐。

8点半后，她再三催我两口子回家休息，说基本不疼了。这个妹妹从小在家劳动，能吃苦，她嘴上说不疼啦，我知道不会一点不疼，是怕我操心，这是她关心哥嫂，这是兄妹亲情。我独自决定急服芒硝，也是迫不及待想要胞妹早一点解除痛苦。王三虎教授讲"芒硝推陈致新、通便泄热疗肠痈腹痛之功大无比"。在医院医生什么都不让吃，连水都不让喝，抽血化验，准备手术之际，要想不开刀，此时此刻舍此芒硝无可代之品，此时不用，更待何时，违背着医嘱相继喝下这30克芒硝，看胞妹精神好转，我回了家。

第二天早上得知昨晚我离开不到1小时，妹妹9点左右排了大便，到天亮排了4次稀便，热退人安，免去了可怕的开刀，保住了胆囊。心大喜。这一切都没敢让管床医生知道，否则，定会怪罪患者家属的。随后用大柴胡汤加减合外敷药包调理：柴胡30克，黄芩30克，牡丹皮15克，虎杖50克，枳实20克，大黄15克，金银花30克，蒲公英30克，甘草15克。3剂，1剂煎取450 mL，分3次温服。3日后，即腊月二十七，妹妹一大早出院回家，全家过了一个团圆的太平年。现在，仍以小柴胡汤加减调理中，疏理三焦，化石排石。

芒硝，又名朴硝，性寒，味咸，微苦，寒能清热，是治疗心火肝胆炽热实证之良药，疗口疮、咽痛、目赤肿痛、肠痈腹痛、腹胀便秘，停痰积聚，痈肿丹毒；味咸能软坚，消结化癥，咸入血分，善消血瘀，散肿止疼。《神农本草经》中有三种药有推陈致新的作用（柴胡、大黄、芒硝），芒硝就是其一。张锡纯善用朴硝治痰火癫狂。《本草再新》："涤三焦肠胃湿热，推陈致新，伤寒疫痢，积聚结癖，停痰淋闭，瘰疬疮肿，目赤障翳，通经堕胎。"胆囊炎症发作，是郁积不通，积热成毒，三焦失于疏泄，急服芒硝通闭散结，通便泄热，短短 3～4 个小时扭转乾坤，热退疼除，使我又一次见证了平淡良药芒硝的神奇，免除手术不开刀，保住胆囊，回家过了个平安年。

（梁锁增）

**王三虎教授点评：**

梁锁增医师是我秘传弟子中年龄最大者，谦卑如是，恭敬如是，很值得我等学习。他写的日记有模有样，有理有据，不愧为出了师的秘传弟子。

2020 年 4 月 16 日　星期四　晴

## 脑瘤术后步难行　温胆汤等收奇功

今记录一例脑瘤案例。我谨遵恩师王三虎教授的"风邪入里成瘤说"，风痰上泛是脑瘤的成因，温胆汤为基本方，辨病与辨证相结合，初期益气养血扶正，中期当正气渐复，适时加入化痰散结攻伐之品，始末不忘扶正。

某，老媪，河南周口地区人。2018 年 11 月 3 日初诊。上午 10 点左右，一位女子从三轮车上背下自己的母亲进诊室，先生和两个女儿挽扶老人缓慢坐下。其身着厚厚的棉衣，瘦弱的身子，看上去大约七八十斤，面容疲惫，口眼歪邪向左。看她痛苦的样子，周围患者都纷纷说"先给这位老人看吧！她坐不住了"。坐在诊位上的这位患者也马上站起来让坐，"让她过来"。父女三人连声道谢。

当我问其有何不舒时，其声低气怯，少气无力表述"大便难解不下来"。其女儿说：我母亲脑瘤术后大便干结，半月未解，用开塞露也无力排便，至几乎没有便意，灌了开塞露才能排出一点点。吃饭很少，一点气力也没有，甚至说话也没力气，昨天出院，说着递过来医院报告单。

医院要求住院治疗，患者家属选择了中医药治疗。刻诊：患者神疲气怯，口眼㖞斜，语息低微，不能自理，口干，食欲差，大便10多日未排，脉弦弱，舌淡红，苔白。

辨病：脑瘤术后。

证属：气阴两虚，津亏肠燥。

治法：养阴益气，生津润燥，润肠通便，清热化痰。

方选：温胆汤加味。

处方：

| 生白芍 30 克 | 枳实 15 克 | 陈皮 30 克 | 竹茹 10 克 |
| 炙甘草 15 克 | 石膏 50 克 | 炒火麻仁泥 20 克 | 炒郁李仁泥 20 克 |
| 炒苏子泥 20 克 | | | |

5 剂，代煎，日 1 剂，水煎服。

11 月 10 日二诊：大便干改善，便意不敏感，精神体力改善，纳增。上方加参苓健脾益气，寄生、怀牛膝补肝肾：

| 人参 15 克 | 茯苓 15 克 | 枳实 15 克 | 竹茹 10 克 |
| 清半夏 15 克 | 陈皮 12 克 | 生白芍 20 克 | 赤芍 20 克 |
| 石膏 50 克 | 炒火麻仁泥 30 克 | 炒郁李仁泥 30 克 | 炒苏子泥 20 克 |
| 桑寄生 30 克 | 怀牛膝 15 克 | | |

10 剂，代煎，日 3 次，分温服。

11 月 26 日三诊：大便不干，2 日 1 次，便意有时，基本爽利，纳可，右胁胀痛，左半身肢体麻。上方加枳壳 20 克，青皮 15 克。15 剂，代煎，留渣煎水泡脚。

12 月 12 日四诊：体力增，精神改善，面色红润，纳可，大便常 1～2

日 1 次，舌淡红。血压 120～140/75～80mmHg。处方：

| | | | |
|---|---|---|---|
| 人参 15 克 | 麦冬 20 克 | 天冬 20 克 | 五味子 12 克 |
| 茯苓 15 克 | 枳实 15 克 | 竹茹 10 克 | 清半夏 15 克 |
| 陈皮 12 克 | 白芍 20 克 | 赤芍 20 克 | 石膏 30 克 |
| 炒火麻仁泥 30 克 | 炒郁李仁泥 20 克 | 炒苏子泥 20 克 | 桑寄生 30 克 |
| 怀牛膝 15 克 | 柴胡 12 克 | 枳壳 20 克 | 青皮 15 克 |

20 剂，带药回周口家乡自煎。

2019 年 1 月 14 日五诊：精神好，饮食可，大便爽利，1～2 日一次。血压 130/75mmHg。左上下肢挪动时发紧（如绳子缠着感），抬不起腿脚，麻有时作，左脚跟、脚趾持续性麻。左胁乳房下有时有走动性隐疼不适。上方不变继续 40 剂，代煎留渣泡脚。

2019 年 2 月 23 日六诊：气血渐复，精神好转，饮食、二便常，眠可。左胁胀痛几无，偶尔有左腿麻及右脚趾略痛。上方去柴胡、枳壳、青皮。气血渐复，针对肺转移、纵隔多发淋巴结，加海白冬合汤以及全蝎、蜈蚣、天龙、姜汁炮穿山甲等攻邪之品。

处方 1：

| | | | |
|---|---|---|---|
| 人参 15 克 | 麦冬 20 克 | 五味子 10 克 | 茯苓 15 克 |
| 枳实 15 克 | 海浮石 20 克 | 土贝母 12 克 | 生旱半夏 15 克 |
| 竹茹 10 克 | 陈皮 15 克 | 石膏 30 克 | 炒苏子泥 15 克 |
| 桑寄生 30 克 | 怀牛膝 15 克 | 丹参 15 克 | 鸡血藤 15 克 |
| 生姜 15 克 | 红枣 12 枚（掰） | | |

30 剂，代煎，日 3 次，分温服，药渣煎水泡脚。

处方 2：

| | | | |
|---|---|---|---|
| 全蝎 60 克 | 蜈蚣 20 克 | 天龙 150 克 | 炮山甲 60 克 |

炼蜜为丸，分 90 粒，1 次 1 粒，日 3 次。

3 月 19 日七诊：服上方无不适，加瓜蒌 15 克及软坚散结药牡蛎 30 克，鳖甲 15 克。30 剂。

4月25日八诊：精神饮食好，左脚麻减轻，余无不适，前方续进30剂。

5月29日九诊：精神、食纳可，大便利，左腿胯至脚麻，走路不稳，脚下如踩棉花团。脉弦滑，舌淡红，辨为肝肾不足，气血不畅。加炒杜仲、桑寄生，补下焦之虚。右半头脑沉，如有物压着感，辨为风湿。加羌活10克，独活10克，散风除湿。30剂，暂不用虫类丸剂。

6月28日十诊：精神好，饮食，尚可自行慢走活动，二便常。血压140/80mmHg。主诉：两腿走路不稳，一会儿可以自行走数分钟，一会儿不可以走。左脚如踩棉花团，可攀附于人走，不稳欲跌倒。辨为久病肾精亏虚，筋骨失养，加补肝肾、强脊、壮筋骨之品，施温胆汤加味。

处方1：

| | | | |
|---|---|---|---|
| 枳实15克 | 生旱半夏15克 | 竹茹15克 | 陈皮15克 |
| 生姜15克 | 炙甘草10克 | 白蒺藜30克 | 熟地黄30克 |
| 狗脊30克 | 骨碎补30克 | 淫羊藿30克 | 仙茅15克 |
| 巴戟天20克 | 炒杜仲15克 | 怀牛膝15克 | 黄芪20克 |
| 当归15克 | 生姜15克 | 红枣12枚 | 鹿角胶15克（烊化） |

30剂，代煎，日3次，分温服，药渣煎水泡脚。

处方2：

| | | | |
|---|---|---|---|
| 全蝎90克 | 蜈蚣20克 | 天龙120克 | 炮山甲90克 |

为90粒服，日3次，一次1粒。

眼迎风流泪，取杞菊地黄丸意。

处方3：菊花15克，枸杞15克，防风15克。24份，泡茶饮。

8月3日十一诊：纳可，大便日1次，睡眠好，走路两腿没劲，小腿硬。考虑肺转移，加土贝母15克，海浮石20克，瓜蒌15克，30剂，代煎。

9月6日十二诊：两下肢早起能走，时而能走，时而无力走路，续上方原方，30剂。丸药同前。

10月9日十三诊：患者无不适，前方（汤、丸）续进，30剂。

11月20日十四诊：纳可，大便正常，睡眠可，走路逐渐好转。脉弦，舌淡红，苔薄白，上方药（汤、丸）量不变，续进，30剂。

12月20日十五诊：饮食、二便正常，睡眠可，面色红润，精神好，自述全身无自觉不舒，唯下肢走路有时发抖、没力。腿麻减三四成。正气基本已复，上方加大攻消散结之药力，加煅海蛤壳30克，浙贝母15克，生旱半夏30克，生南星15克，煅牡蛎30克，鸡内金30克，丹参30克，30剂。丸药同前。

2020年3月15日（疫情期间），网诊，饮食、二便常，精神好，气色红润，已能自行走路。舌根有绿豆大小的疙瘩，左胳膊酸沉，左腿麻木、脚趾麻木还有，走路四肢无力，吃饭还可以。有时候感觉整个头不知道是麻木还是疼，不知道头有多大。

**体会：**脑肿瘤属于中医学的"真头疼"相关病的范畴。本患者脑瘤术后，气阴两虚，形成虚劳、津亏肠燥。初诊方中选石膏，《本经》（《神农本草经》，下同）言石膏辛甘微寒，辛能散寒热风邪，甘能生津止渴补益，微寒不是大寒，能清，是主阳明燥之专药。《雷公炮制药性赋》谓石膏"主头痛"。《景岳全书》言："善祛肺胃三焦之火，而尤为阳明经之要药……大便热秘等证。"石膏也是王三虎教授发现的治疗脑瘤"泻火息风"的主药；火麻仁滋阴补虚，益气生津润燥，火麻仁合苏子、郁李仁，润肠通便力强，而且性平和，尤适宜于老年体弱之人，六腑以通为顺，空能容物，饮食有常，苏子助二陈理气化痰，直抵脑瘤痰浊之病因。现代药理研究，苏子具有抗癌作用。

王三虎教授提出"风邪入里成瘤说"，脑瘤之病因病机是痰浊上泛，复加风邪夹寒夹热夹湿，诸邪入里，致痰浊凝结成瘤。头居人体最高之阳位，风为百病之长，善行而数变，易袭阳位，而头为诸阳之会，众邪入脑多以风为先导。所以，《灵枢·九针论》就明确指出"四时八风之客于经络之中，为瘤病者也"。此强调了风邪与肿瘤的密切关系，实际上呢，与脑瘤的关系更为密切。

治疗上王教授提出本病当选温胆汤为基本方。今遵王三虎教授传授理念，在温胆汤的基础上辨病与辨证相结合，初期用药相对量轻，以养气血为主。经过3个半月的精心调治，患者正气日见向好，饮食、二便正常，由初诊时患者是背着架着来，到已能攀附于人跟着慢慢行走，初见疗效，使病家树起了战胜疾病的信心。中期患者气血渐渐恢复，适当增加生半夏、生南星、天龙、贝母等化痰散结攻伐的药。到了气血旺盛阶段，针对转移结节类，进一步加大攻坚散结之药。本人体会到虫类药在散结节方面必不可少，就本案脑瘤术后，肢体功能无力、不灵活问题上，不可一味认为就是神经损伤，用什么神经生长因子，肾精亏虚，筋脉失养才是根本所在，不可忽视。自第十诊加用鹿角胶、熟地黄等滋养精血之品后，患者肢体运动功能逐渐恢复，如今已能基本行走自如。

这个患者能有今天的疗效，全是有幸能跟恩师王三虎教授学习的结果，自己的思路得到了托展，师说："复杂的问题要用复杂的方法对待，以复杂对复杂，不能以简单对复杂。"这句话让我感触很深刻，我对这句话的理解是治疗疑难杂症思路要广。早年习医也看到有泰斗级老中医"杂病必以杂药治之"之说，首先从内心感觉就是"多"与"乱"二字。王三虎教授这个"复杂"二字，不是乱，是有层次的，有是证用是方，有是症用是药，多而不乱，层次分明。我认为肿瘤病就是五脏六腑综合征。王三虎教授的治病思路非常适宜解决肿瘤这个疑难杂症，随师跟诊时天天来自全国各地上百例就诊复诊的肿瘤患者已充分证明了老师的思想是正确的，是毋庸置疑的。

（梁锁增）

**王三虎教授点评：**

脑瘤术后涉及肺转移，问题众多，颇难措手。梁医师纯中不西，临证不乱，治法井然，用药果敢，多而不杂，主次分明，汤药与丸药并用，内服与外洗同行，几乎是一月一诊，确有我稳扎稳打的风格。基层老医师能如是，国内外年富力强的弟子必将如是。果如是，我这个教授没有白当。

2020 年 4 月 18 日　星期六　晴

# 肝郁脾虚肾虚寒　小柴胡和二仙丹

患者叶女士，49 岁，台州人士。右乳腺癌术后半年余。2018 年 10 月 29 日因食少、口苦、乏力就诊于黄岩中医院。体检发现乳腺癌，术后已化疗 8 次，末次化疗结束 1 周。患者自述化疗后食少，口苦，乏力，偶有恶心，伴脱发，腰酸腿软。舌淡胖，苔白，脉弦。10 月 30 日丙氨酸氨基转移酶 53U/L，天门冬氨酸氨基转移酶 36U/L，γ- 谷氨酰转肽酶 82U/L。现为求改善化疗后症状，前来求诊。

辨病：乳岩。

辨证：肝郁脾虚，肾精亏损。

治法：疏肝健脾，补肾填精。

方药：小柴胡汤合二仙丹加减。

处方：

| | | | |
|---|---|---|---|
| 柴胡 15 克 | 黄芩 12 克 | 姜半夏 24 克 | 生晒参 12 克 |
| 鸡内金 30 克 | 仙茅 12 克 | 仙灵脾 12 克 | 土茯苓 30 克 |
| 生姜 12 克 | 大枣 30 克 | 龟甲 30 克 | 黄精 20 克 |
| 山楂 12 克 | 山萸肉 12 克 | 山药 15 克 | 甘草 12 克 |
| 竹茹 12 克 | 代赭石 12 克 | | |

30 剂，每日 1 剂，水煎服。

2019 年 1 月 13 日复诊：诉乏力、腰酸腿软好转。仍有口苦、口干，咽喉不利，夜寐欠佳，舌暗红，苔薄，脉沉。处方：上方去二仙丹，加木蝴蝶 12 克，厚朴 12 克。30 剂，每日 1 剂，水煎服。

2019 年 4 月 15 日三诊：易疲乏，潮热。舌淡胖，苔薄，脉沉。3 月 4 日 CT：右肺中叶微小结节小于 5mm；右肺中叶新见小结节 6mm。处方：上方加知母 12 克，黄柏 12 克。30 剂，每日 1 剂，水煎服。

2019 年 10 月 12 日四诊：面黄，面色虚浮，头项强痛。口干，苔滑，脉沉。自觉停药后睡眠欠佳。处方：上方加葛根 30 克，海浮石 30 克，海蛤壳 30 克。30 剂，每日 1 剂，水煎服。

2020 年 1 月 11 日五诊：复查肝功基本正常。自觉服上药后脱发好转，腰酸腿软好转，2019 年 10 月 16 复查肺 CT：双肺结节缩小。刻诊：诉健忘，食欲不振伴烧心，易受凉感冒，舌淡红，苔薄，脉沉。予小柴胡汤加玉屏风散加定志丸。

| 柴胡 12 克 | 黄芩 12 克 | 姜半夏 12 克 | 生晒参 9 克 |
| 鸡内金 15 克 | 生姜 12 克 | 大枣 30 克 | 甘草 12 克 |
| 茯苓 10 克 | 远志 10 克 | 石菖蒲 10 克 | 海浮石 30 克 |
| 海蛤壳 20 克 | 黄芪 15 克 | 防风 6 克 | 白术 10 克 |

30 剂，每日 1 剂，水煎服。

今日六诊：间断服药 30 余剂，已经停药 1 个月。口服雌激素拮抗剂。刻诊：乏力，多汗，潮热，易感冒。舌淡红，苔薄，脉弱。3 月 30 日全身复查 CT：未见明显异常。3 月 30 日丙氨酸氨基转移酶 81U/L，天门冬氨酸氨基转移酶 59U/L，γ- 谷氨酰转肽酶 108U/L。建议复查肝功。4 月 18 日复查肝功能：丙氨酸氨基转移酶 93U/L，天门冬氨酸氨基转移酶 76U/L，γ- 谷氨酰转肽酶 109U/L。自觉肝功能异常与口服雌激素拮抗剂有关。处方：上方去海蛤壳、海浮石，改远志 5 克，石菖蒲 5 克。30 剂，每日 1 剂，水煎服。

王三虎教授认为，乳腺癌与患者的情志失调、肝气郁结有关，患者平素心强气盛，超负荷工作，焦虑。《素问·经脉别论》所谓"生病起于过用"，致使全身气机运行障碍，经络痹塞，津液不循常道，痰浊内生，郁久化热，成毒成积成癌。该患者手术后经过 8 次化疗，致使肝郁脾虚，肾精亏损，从而出现乏力、厌食、口苦、腰膝酸软、肝功能异常等症状。

仲景《伤寒论》中指出："伤寒五六日中风，往来寒热，胸胁苦满，嘿嘿不欲饮食，心烦喜呕，或胸中烦而不呕，或渴，或腹中痛，或胁下痞硬，或心下悸、小便不利，或不渴、身有微热，或咳者，小柴胡汤主之。"王老师认为对于化疗、介入治疗等引起恶心呕吐、食欲不振、头晕目眩、口苦咽干、胸胁腹中疼痛、发热不退等，只要遵照仲景的名言"但见一证便是，不必悉具"，及时应用小柴胡汤，往往能收到较好的效果。

乳腺为肝经循行之处。小柴胡汤仅由柴胡、黄芩、半夏、生姜、人参、大枣、甘草组成，有寒热并用、补泻兼施、和解表里、疏利枢机、恢复升降、通调三焦、疏肝保肝、利胆和胃等功效，适应证非常广泛，尤其与癌症的寒热胶结、升降失常、正虚邪实的病机相契合。

二仙丹中仙茅、仙灵脾（淫羊藿）皆为补肾壮阳之品。仙茅辛热性猛，补火助阳力强，为温补肾阳之峻剂，兼能暖脾胃，助运化。仙灵脾辛甘温，性较温和，除补肾助阳外，兼有祛风湿和强筋骨的作用。二药合用，相须配对，起协同作用，温肾壮阳，功专力宏。针对患者脱发、腰膝酸软效果极佳。

两方配伍正显示了王三虎老师治病求本的理念。患者复查出现双肺结节，王老师依据多年治疗肺癌及肺结节的经验应用海蛤壳、海浮石。《本草纲目》中海蛤壳主恶疮、蚀五痔。海浮石化痰散结。患者双肺结节明显缩小，效果显著。患者六诊后临床症状改善，停中药治疗。

（魏博洋　中医师　黄岩中医院）

2020 年 4 月 19 日　星期日　晴

## 软肝利胆和少阳　升降相因解枢机

近随王三虎教授临证，发觉王教授在治疗肝癌时喜用软肝利胆汤加减。软肝利胆汤为王教授自拟方，由小柴胡汤化裁而来。肝癌一病，后期常有腹痛、黄疸、腹水等症，因此，古时常归于"癥瘕""黄疸""鼓胀"等病，中医自古便有"风""痨""鼓""膈"四大难治之症，尤以鼓胀之病最为难医，如鲁迅先生的父亲，生命临了之际患的就是鼓胀病，当时未经西医诊断，后人也难以知晓他父亲当时得的是肝癌还是肝硬化，不过可以确定的是，当时他已病入膏肓，实属难治，根据《我的父亲》中的描述，鲁迅家中请了当时绍兴名医"陈莲河"，据考证，"陈莲河"即为绍派伤寒名医何廉臣。何廉臣擅长寒温并治，著有《重订广温热论》《全国名医验案类编》等书，学验颇丰，鲁迅文章中说陈先生用蟋蟀、紫金牛等荒唐之药，一般人颇为不解，然而，蟋蟀和紫金牛等药确有逐水利尿的作用，可治疗水肿、小便不通，且药性较甘遂、大戟等药而言，不算峻烈，鲁迅父亲最终亡故，一方面是囿于当时的医学条件，另一方面是病程已久，已成亡阳之势。

从鲁迅先生的例子，我们可以看出，自古以来，肝癌都是难治之病，肝癌晚期如果出现腹水，意味着肝功能分级已为 Child C 级，生存期较短，同时可多伴有低蛋白血症、黄疸等。现代数据统计，临床上约85%的肝癌患者就诊时已错失最佳治疗时机，前期患者中位生存期仅在 10 个月左右，5 年生存率仅约12%。西医学在治疗肝癌方面，主要治疗方式有化疗、靶向治疗、免疫治疗、介入治疗等方式，传统化疗方式对肝癌患者效果较差，且常有恶心呕吐、乏力等不良反应。而中医药在治疗肝癌方面可起到扶正固本、缓结消积的作用，有提高患者免疫力、改善乏力、促进食欲等作用。

晚期癌症患者治疗时，常面临"留人"还是"治病"的问题，诚如樊代明院士所言："肿瘤在人体就像树上的瘤疤，看见树上长了瘤疤就要取掉，结果瘤疤取掉了，树却死了。"西医学的理念是先治病，尽一切手段攻杀癌细胞，但常常可造成人体正气不足、食欲睡眠欠佳，影响患者生活质量，使得患者在治疗过程中痛苦不堪，而中医的理念是先留人，用中药扶正益气，提高免疫力，更好耐受化疗、靶向治疗，同时结合西医学的营养支持治疗，可缓解患者恶病质状况。

受学院派思维的影响，现代临床上很多中医师治疗癌症，常常直接使用几种抗癌中草药来堆积，如半边莲、白花蛇舌草、肿节风、红豆杉等药物，未体现出中医方剂的君臣佐使配伍法，用药虽繁，然未得章法。另一些中医师常使用一些有毒血肉之品，如全蝎、蟾蜍、蜈蚣等毒物，以期以毒攻毒，这种用药方法易损耗正气，亦不宜采用。

　　肝癌临床上的辨证颇为复杂，病机繁杂，多因先后天之本亏虚，正气不足，若肾气不足，肾水衰败，水不涵木，致水衰木燥；肝主气机条达，肝癌患者常有气郁，气机郁滞日久，可生瘀成积，积久成癥，毒邪蕴积，耗阴伤血，可致阴液亏虚、血随气脱。根据人体体质的不同及当地气候条件的不同，六气所犯不同，可夹杂有暑、湿、燥、火、寒等各种病机，肝癌病程日久，患者常可出现多种病机。若用常规的脏腑辨证和分型治疗去诊治，一时不知从何处着手，常陷入迷茫、无所适从的境地，且用药繁多，给病患造成经济压力。若是用六经辨证，则可执简以驭繁。

　　而王三虎教授在临床上运用的都为中医经典名方，根源于《伤寒论》《金匮要略》《备急千金要方》等中医古籍，用药较为精简，如王教授治疗肝癌，常用软肝利胆汤加减。软肝利胆汤为王教授自拟方，在小柴胡汤基础上化裁而成。方中主要用药为柴胡、黄芩、半夏、红参、田基黄、垂盆草、丹参、鳖甲、牡蛎、夏枯草、山慈菇、土贝母、延胡索、姜黄、甘草等，主要作用为软肝利胆、化痰解毒、扶正祛邪。

　　小柴胡汤为《伤寒论》名方，仲景原用此方治疗外感邪入少阳之病，原文中说："伤寒五六日，中风，往来寒热，胸胁苦满，嘿嘿不欲饮食，心烦喜呕，或胸中烦而不呕，或渴，或腹中痛，或胁下痞硬，或心下悸，小便不利，或不渴、身有微热，或咳者，小柴胡汤主之。"原方原意为当血弱气尽、腠理开、阴经主气、病邪内传之际，病传少阳，借小柴胡汤和解少阳枢机。

　　然而古方亦可治今病，后世经方家将小柴胡汤的应用范围大大拓宽，凡病属半表半里者，皆有应用小柴胡汤之契机。如肝癌一病，病位在肝，按经络来分，属于足厥阴肝经和足少阳胆经循行所过，病位属少阳、厥阴，按照病程发展阶段来说，肝癌多为病体虚弱、毒邪与正气相搏结于胁下，病传少阳，因此，从六经辨证来说，肝癌多可归于少阳病。肝癌日久，常出现胸胁苦满、不欲饮食、腹中痛、胁下痞硬、小便不利、身有微热等少阳病主症及或然证，自然非常适合应用小柴胡汤。软肝利胆汤在小柴胡汤基础上，加用田基黄、垂盆草清利湿热，用鳖甲、牡蛎软坚散结、滋阴润燥，用夏枯草清热泻肝，山慈菇、土贝母抗癌化痰，延胡索理气止痛，紧紧抓住肝癌的病机，在临床上运用常可获得意想不到的疗效。

我以为，柴胡剂最主要的作用是和解少阳枢机，太阳主开，阳明主阖，少阳主枢，当服用小柴胡汤后，《伤寒论》说："上焦得通，津液得下，胃气因和，身濈然汗出而解。"说明小柴胡汤有疏畅三焦气机的作用。肝主左升，肺主右降，左升右降，人体气机斡流，三焦气机得通，依赖的是肝肺气机的疏畅。若肝生病变，肝气条达不利，出现气滞、气逆、气陷等气机病变，则出现枢机不利，病邪困于半表半里之间，柴胡剂的作用就是解此枢机，譬如数条绳索困于一处，须赖解绳之人。

清代名医黄元御有言："人身中气如轴，四维如轮，轴运轮行，轮运轴灵，中医之法，运轴以行轮之法，运轮以复轴之法，轴轮并运之法而已。"肝癌患者常有寒热虚实错杂的病机，王教授的软肝利胆汤深得升降相因之法，方中主药一为柴胡，二为黄芩，柴胡主升，疏畅清阳，黄芩主降，清热解毒，臣药中红参主升、半夏主降，佐药中鳖甲、牡蛎主收敛气机，丹参主活血、发散气机，田基黄、垂盆草、夏枯草、山慈菇主降，使药用姜黄，荡积行瘀、清邪热，降阴中之浊阴。方中用姜黄一药，起引药下行之用，如清代杨栗山所创名方升降散，主治三焦火郁、气机失畅，姜黄气辛味苦性寒，善能行气活血解郁，使郁热得以透达于外而解，姜黄用在此方中的作用是荡涤积毒、引热下行。

王三虎教授认为，气机升降失常会导致津液分布不均，而津液分布不均会导致燥湿相混，燥湿相混是贯穿某些癌症始终的矛盾。如肝癌患者，后期常可出现腹水，水液聚集于中焦，且伴有下肢水肿，为下焦水湿不化的表现，面色黯黑为内含水饮，而同时患者伴有低蛋白血症，形体消瘦，久病耗伤气阴，多有津液亏虚的表现，如此，可形成燥湿相混的格局。我以为，王教授的软肝利胆汤中用鳖甲、牡蛎，起到的就是滋阴养血的作用，存一分津液，则留一分生机，若是患者腹水程度较剧，王教授认为可合用苓桂剂，起到利水的作用，滋阴与利水并举，这就是矛盾的对立统一。

在跟随王教授临证过程中，我发现了几个较有意义的医案，分享如下。

梁某，2019 年 1 月 1 日初诊，为肝癌术后 4 年病患，已行术后介入 1 次。现感右胁疼痛两周余，伴眠差，食可，大便偏干。面赤，舌红，苔薄，脉弦滑。患眼角胆脂瘤 2 年，幽门梗阻术后 17 年。腰痛 4 年。用软肝利胆汤治疗。

| | | | |
|---|---|---|---|
| 柴胡 12 克 | 黄芩 12 克 | 生晒参 12 克 | 姜半夏 12 克 |
| 垂盆草 30 克 | 夏枯草 20 克 | 煅牡蛎 20 克 | 山慈菇 15 克 |
| 土贝母 15 克 | 鳖甲 20 克 | 丹参 30 克 | 延胡索 20 克 |
| 姜黄 12 克 | 叶下珠 30 克 | 甘草 12 克 | 生姜 9 克 |

后几次来复诊，状况已较前大幅改善。

王某，肝癌伴门脉 CA 栓术后介入 1 个月。就诊时：白细胞 $3.4 \times 10^9$/L，血小板 $69 \times 10^9$/L，总胆红素 32.9 μ mol/L，直接胆红素 11.4 μ mol/L，间接胆红素 21.5 μ mol/L，丙氨酸氨基转移酶 52U/L，天门冬氨酸氨基转移酶 58U/L，碱性磷酸酶 170U/L，谷氨酰转肽酶 168U/L，总胆汁酸 16.2 μ mol/L，甲胎蛋白 88.8 μ g/L，血清铁蛋白 297.79ng/mL。右胁下及胃脘刺痛，右侧卧位疼痛加重，食少，无头晕耳鸣，大便不畅。面色晦暗，两目黄，舌淡胖，苔薄白，脉弦。后来复诊，胁痛、纳差已较前改善。

综上，我们可以得出结论：软肝利胆汤是临床上治疗肝癌的一把利剑，在攻击病魔的同时扶益正气，留患者一线生机。

（沈王明　主任中医师　黄岩中医院院长）

2020 年 4 月 19 日　星期日　晴

# 宫颈癌证很复杂　经方时方有办法

金某，女，44 岁。患者 2018 年 6 月在当地医院因宫颈癌行"全子宫切除术＋双侧输卵管切除术＋复杂肠粘连松解术"，无放、化疗。2019年1月初诊，现宫颈癌术后半年，久坐腰酸不适，口唇周围疖肿，二便调，夜寐安，心悸，双膝酸软，左大腿麻木，手凉，耳鸣，多饮，食纳可，食后胃脘胀满，肺部CT示双肺散在小结节（0.4cm）。舌淡红，舌体胖，苔白，脉沉弦。辨病为宫颈癌，证属肝气郁结，肾虚火旺，法当疏肝解郁，降火补肾，方用知柏地黄汤合四逆散加味：

| | | | |
|---|---|---|---|
| 知母12克 | 黄柏12克 | 生地黄30克 | 山药15克 |
| 山萸肉15克 | 牡丹皮10克 | 赤芍10克 | 泽泻10克 |
| 茯苓10克 | 柴胡15克 | 枳实20克 | 白术10克 |
| 甘草10克 | 土茯苓30克 | 连翘20克 | 蒲公英30克 |
| 石膏30克 | 海浮石30克 | 白英30克 | |

每日1剂，水煎服。

2019年4月15日复诊：3月颈胸腹盆CT示左侧髂血管区囊实性软组织影（4.4cm×1.8cm），双肺散在小结节（0.4cm）同前相仿，其余未见异常。宫颈切片未见异常。服药7剂，心悸、耳鸣稍好转。1周前口唇疱疹再发。

刻诊：乏力，双眼干涩，左髋酸痛，手凉，多饮，腹胀，抬腿无力，夜寐佳，食纳可，二便调。颈背部疖肿。舌暗红，苔薄，脉沉滑。湿热瘀毒未尽，正虚当方。处方：上方合泻黄散、四妙散，加藿香叶12克，栀子12克，防风12克，白芷12克，白花蛇舌草30克，苍术15克，薏苡仁30克，牛膝15克。每日1剂，水煎服。

2019年10月14日三诊：服药7剂。现腿酸，乏力嗜睡，头晕，舌暗红，脉沉。气虚乏力，处方：首诊方加党参、黄芪健脾益气。

| | | | |
|---|---|---|---|
| 知母12克 | 黄柏12克 | 生地黄30克 | 山药15克 |
| 山萸肉15克 | 牡丹皮10克 | 赤芍10克 | 泽泻10克 |
| 茯苓10克 | 柴胡15克 | 枳实20克 | 白术10克 |
| 甘草10克 | 土茯苓30克 | 连翘20克 | 蒲公英30克 |

石膏 30 克　　　　海浮石 30 克　　　白英 30 克　　　　党参 12 克

黄芪 15 克

每日 1 剂，水煎服。

2020 年 4 月 19 日四诊：小腹隐痛发凉，双乳疼痛。舌红脉弦。2019 年 12 月 13 日盆腔 CT 示宫颈癌术后改变，盆腔右侧囊性病灶（2.3cm×3.7cm）。王三虎教授指出，小腹隐痛发凉，双乳疼痛与寒邪滞表有关。麻黄发散表寒，而且在《神农本草经》中就有"破癥坚积聚"的记载。故上方加麻黄 10 克。每日 1 剂，水煎服。

王三虎教授对宫颈癌的治疗，首先分为寒热胶结和燥湿相混两型。寒热胶结型表现为白带异常增多，甚至如水样，颜色以白浊为主，或如血水，或如酱汁，或色黄如脓，味呈恶臭。小腹胀痛，得热稍减，甚至可及肿块，质硬如石。舌苔根厚，脉弦数，治当温经散寒，清热止带，软坚散结。方选温经汤合易黄汤加味。本证型多见于未经手术、放化疗的患者。王三虎教授习惯用清热解毒、抗癌利湿的白英代替黄柏。

燥湿相混型多见于手术后、放化疗后复发的患者。阴液亏虚与湿浊下注同见，正虚邪实。表现为病程日久，形体瘦弱，口燥咽干，头晕目眩，心烦失眠。白带量多，色如米泔或黄浊，气味腥臭，少腹、腰骶酸胀疼痛。大便秘结，小便黄赤，舌质红，少苔或花剥苔，脉细数。治当滋阴润燥，清利湿热，扶正祛邪。方选当归贝母苦参丸合三物黄芩汤加味。

本病患为宫颈癌术后，治疗始终顾护脾与肾，初诊疏肝解郁，降火补肾，方用知柏地黄汤合四逆散加味；其后，湿热瘀毒未尽，正虚当防，口唇疱疹再发，加用四妙散加味；后因乏力、头晕，乃以四君子汤加味以扶正气。总体治疗方案遵循滋阴润燥、清利湿热、扶正祛邪之法。

（郭　蕊　主治中医师　黄岩中医院）

2020 年 4 月 19 日　星期日　晴

## 肠痈肺痿先后患　薏苡附子败酱散

王龙育，男，72 岁，台州人，2019 年 1 月初诊。刻下症：晨起吐黏痰，无咳嗽咯血，脚酸，易疲乏，夜寐差，夜间小便不利，大便 3 次／日，便稀软。反复口腔溃疡，舌红苔薄脉弱。既往病史：结肠癌术后 3 年余，肺癌半年。

临证分析：患者吐黏痰，肿瘤术后乏力，脚酸，脉弱，大便溏薄，为久病肺气不足，脾胃气血虚损，脾气运化无力，生痰化湿；反复口疮、舌红为热象，为肿瘤湿毒久酿化热；夜间小便不利为久病及年老肾气不足所致。

辨病：脏毒，肺痿。辨证：肺肾两虚为主，大肠热毒未尽。

治法：补肾益肺，清利大肠。

处方：十味肾气丸合薏苡附子败酱散。

| | | | |
|---|---|---|---|
| 熟地黄 30 克 | 山药 15 克 | 山茱萸 15 克 | 牡丹皮 10 克 |
| 茯苓 10 克 | 泽泻 10 克 | 肉桂 6 克 | 制附片 6 克 |
| 玄参 10 克 | 白芍 10 克 | 薏苡仁 60 克 | 败酱草 30 克 |
| 海浮石 30 克 | 五味子 10 克 | 乌梅 10 克 | |

10 剂，每日 1 剂，水煎服。

2019 年 4 月 15 日复诊：午后腹胀，矢气则减，食后则便（脾虚），脚酸，久行后乏力明显，夜间小便涩，舌红，苔薄，中有少许裂纹，脉缓。处方：原方加厚朴 15 克，白术 10 克，红参 10 克，加强健脾补气之力。

2019 年 7 月 8 日三诊：胸部 CT：左上肺术后改变，左上肺结节新出现。自述烘热汗出，脚麻，口渴，大便次数多，量少质稀，腹胀，矢气。刻诊：舌红。王三虎教授指出："诃子治声哑，气利（诃黎勒散），散邪收敛（敛汗），减少渗出。亦可加赤石脂，主黄疸，泻痢。既散又收。"故上方加诃子 12 克。

2019 年 10 月 12 日四诊：服药后乏力改善，吐痰量减少。怕热汗多，便少，日行四五次，夜间小便不利。几日前拔牙，腿酸。王三虎教授指出："《神农本草经》用百合利大小便，补中益气。"上方加百合 30 克，滑石 10 克。

2020 年 4 月 19 日五诊：服药 100 余剂。胸部 CT 示左肺术后改变，左侧胸膜增厚。左胸疼痛，尿频（服西药）。舌红，苔稍厚，脉滑。有痰。处方：上方加桔梗 15 克，去附片。

结肠癌与肺癌可归属为中医学"肠痈""肺痈"范畴。薏苡附子败酱散是治疗肠痈的经典方剂，尤以方中薏苡仁健脾渗湿、理肠排脓为良药，其也是治疗肺痈的苇茎汤中的主要药物，针对癌症术后患者正气亏虚，该药"味甘气和，为清中浊品，能健脾阴，大益胃肠"（《药品化义》）。目前临床上肿瘤患者常用于调节免疫、抗癌的"康莱特"即为薏苡仁提取物。附子既能散寒，针对癌症患者局部寒湿不通，又能破癥坚积聚，是治疗肿瘤的妙药。败酱草治"毒风、破瘀血"，是"风邪入里成瘤说"的常用药。综之，薏苡附子败酱散祛邪不伤正，适合结肠癌与肺癌早期治疗或术后虚实夹杂。该患者服药 1 年余，100 余剂，症状改善，病情基本稳定，为本方疗效提供了有力证据。

（匡振坤　中医师　黄岩中医院）

## 2020 年 5 月 6 日　星期三　晴
# 多发骨髓瘤效验　专业医师有看点

作为肿瘤科医师，我抽空跟王教授门诊中，对这个多发性骨髓瘤案例很感兴趣。

孙某，男，1970 年 12 月出生。2019 年 6 月确诊为"多发性骨髓瘤（IgA，Kappa 型）Ⅲ期，多发性骨髓瘤肾损害，强直性脊柱炎"，在西安某医院行静脉化疗 2 周期，PCD 方案硼替佐米（2.17mg，第 1、4、8 天；环磷酰胺 0.4g，第 1、3、5 天；地塞米松 10mg，第 1～4 天、8～11 天），配合抗感染、升血细胞及对症治疗为主。

2019 年 11 月 4 日患者在西安市中医医院国医馆初诊。现症：自觉腰痛不适，胃中灼热，小便泡沫多，纳眠可，大便尚调。舌红，苔花剥，脉细。处方：独活寄生汤加味。

| | | | |
|---|---|---|---|
| 独活 20 克 | 桑寄生 30 克 | 秦艽 20 克 | 防风 10 克 |
| 细辛 3 克 | 川芎 12 克 | 龙眼肉 20 克 | 熟地黄 20 克 |
| 白芍 20 克 | 肉桂 3 克 | 茯苓 10 克 | 杜仲 20 克 |
| 怀牛膝 20 克 | 川牛膝 20 克 | 党参 20 克 | 甘草 12 克 |
| 鹿角霜 10 克 | 续断 20 克 | 巴戟天 20 克 | 淫羊藿 20 克 |
| 醋鳖甲 20 克 | 骨碎补 20 克 | 土茯苓 30 克 | |

颗粒剂 30 剂，每日 1 剂。分两次适量开水冲服。

2019 年 12 月 4 日复诊：自觉腰痛减轻。上方加减 90 剂。

2020 年 3 月 2 日三诊：自觉腰痛减轻。上方加减 30 剂。

2020 年 4 月 3 日四诊：自觉腰痛不适，胃中灼热，哕，腹胀，小便泡沫多，纳眠可，大便调。舌红，苔滑剥，脉细。处方：独活寄生汤合橘皮竹茹汤加味。

| | | | |
|---|---|---|---|
| 独活 20 克 | 桑寄生 30 克 | 秦艽 20 克 | 防风 10 克 |
| 细辛 3 克 | 川芎 12 克 | 龙眼肉 20 克 | 熟地黄 20 克 |
| 白芍 20 克 | 肉桂 3 克 | 茯苓 10 克 | 杜仲 20 克 |
| 怀牛膝 20 克 | 川牛膝 20 克 | 党参 20 克 | 甘草 12 克 |
| 鹿角霜 10 克 | 续断 20 克 | 巴戟天 20 克 | 淫羊藿 20 克 |
| 醋鳖甲 20 克 | 骨碎补 20 克 | 土茯苓 30 克 | 陈皮 30 克 |
| 竹茹 40 克 | | | |

颗粒剂 30 剂，每日 1 剂。分两次适量开水冲服。

2020 年 5 月 6 日五诊：患者自觉腰痛减轻，一般情况可，食纳可，二便调，夜休安。舌红，苔滑，脉沉细。拟方 30 剂去橘皮、竹茹，余药同前服用。近日随访患者家属，患者病情平稳，生活如常。

**按语：**多发性骨髓瘤（MM）是一种起源于 B 细胞系并能够产生单克隆

免疫球蛋白的恶性浆细胞疾病，特征为产生单克隆免疫球蛋白的异常浆细胞增多并在骨髓内恶性增殖，引起骨折和骨髓功能衰竭，临床以贫血、骨痛和溶骨性破坏、肾功能损害及反复感染为主要特征。中医历代文献中没有多发性骨髓瘤病名，根据其骨痛、腰痛、贫血、乏力、发热等临床特点，当归属于中医学"骨痹""虚劳""腰痛""骨蚀"等范畴。

王三虎教授博古通今，善用经方治疗疑难杂症，此次运用独活寄生汤治疗多发性骨髓瘤，获得良好效果。独活寄生汤出自《备急千金要方》，方中重用独活为君，祛下半身及筋骨间之风寒湿邪，臣以细辛、防风、秦艽、肉桂，共奏祛风寒、除湿痹止痛之效。其中肉桂温经散寒，通利血脉；防风祛一身之风而胜湿；秦艽则在祛风湿、舒筋络、利关节的同时兼顾寒邪日久所化虚热之证。再以桑寄生、杜仲、牛膝、续断补肝肾而强筋健骨；川芎、熟地黄、白芍养血和血，兼能活血，淫羊藿、鹿角霜、巴戟天阳中求阴、阴阳双补，党参、茯苓、甘草健脾益气，土茯苓解毒、除湿、通利关节。以上诸多药合用，具有补肝肾、益气血之功。"哕"，《金匮要略·呕吐哕下利病脉证治》："哕逆者，橘皮竹茹汤主之。"患者自觉哕、胃中灼热、腹胀，是因胃中虚热、气逆上冲所致。方中橘皮理气健胃、合种止呕，生姜降逆开胃，竹茹清热安中止呕逆，人参、甘草补虚和中。纵观此病案，王教授师古不泥古，"观其脉证，知犯何逆，随证治之"，显效明显，值得后辈进一步学习与总结。

（吴晋周）

## 2020 年 6 月 4 日　星期四　晴
## 肿瘤临床症状多　经典条文用得活

我这次跟师的第一站是西安莲湖秦华中医医院，由于路上堵车严重，我9点10分才到达目的地，起个大早还是迟到了，师父已经看了很多患者。我知道师父看病速度很快，面对复杂繁多的病证变化，他从来不犹豫不定，信手拈来，可见师父临床经验之丰富，功底之深厚。这也是我对师父佩服和敬仰之处。

我遇到第一例病例是胃癌，第二例是肝硬化5年多，是复诊患者，师父已检阅之前开出的方子，结合刻诊，很快做了处方的加减。第三例是甘肃省食管癌患者方先生，68岁，在甘肃省人民医院诊为"食管恶性肿瘤"，专程来找师父看病，也是我印象最深的一位患者。

此患者以"两胁下胀痛连胸痛两年余"为主诉，常捶其胸胁才略感舒服，右上腹胀满，食可，喜食肉，吞咽顺利，呃逆，恶心，反酸。晨起口干明显，喜热饮，口苦口干，有胆囊炎史，痛处变动，痰多色白、清稀，喉中痰鸣，眠可，大便少，夜尿少，背凉，受寒则喷嚏头痛，遇冷加重，汗多，面灰，头晕，头蒙，脚肿手麻，舌苔白厚腻，偏黄，脉滑。师父把病例写到此处时，起身说：大家看吧，这是什么病？我和马传琦、马宇等同门意见不一，有说半夏泻心汤证的，有说小柴胡汤证的，还有说猪苓汤证的。

稍息片刻，师父说：你们的分析都不够全面，这是痰饮病悬饮证。《伤寒论》第152条"太阳中风，下利，呕逆，表解者，乃可攻之。其人漐漐汗出，发作有时，头痛，心下痞，硬满，引胁下痛，干呕，短气，汗出，不恶寒者，此表解里未和也，十枣汤主之。"《金匮要略·痰饮咳嗽病脉证并治》："咳家其脉弦，为有水，十枣汤主之。""夫有支饮家，咳烦胸中痛者，不卒死，至一百日，一岁，宜十枣汤。"这些内容均突出"胸胁痛"。本患者虽然西医检查是食管癌，但主症是胁痛，这就是同中之异，遂用十枣汤逐水、小青龙汤化痰饮、旋覆花汤降逆气加减治疗。我们无不敬佩师父中医功底之高深！很快就到了下班时间，师父最喜欢吃西安正宗油泼面，我们几位弟子也跟着乐享其中。

下午我们又到西华中医馆，大概有10多个患者，人虽不多，但意义非凡。第一个患者是肺癌术后化疗4个疗程、放疗30次，以"上腹部疼痛1个月"来诊。患者面浮，上腹部疼痛，胀痛，食后胃部不适，平卧缓解，无恶心呕酸，喜热，怕冷饮，喝水少，大便不调，尿少黄，两腿软无力，伴全身乏力半年，胸闷，心烦，遇冷咳喘，咳黏白痰，眠差，舌淡苔黄、黑腻，有齿痕，脉滑。师父辨为"小结胸病"，结在心下，痰热上壅，胸膈不利，用小陷胸汤、栀子豉汤、半夏泻心汤加细辛、五味子治之。

| | | | |
|---|---|---|---|
| 黄连 10 克 | 姜半夏 15 克 | 瓜蒌 30 克 | 薤白 15 克 |
| 栀子 12 克 | 豆豉 12 克 | 干姜 12 克 | 黄芩 10 克 |
| 桂枝 10 克 | 细辛 9 克 | 五味子 10 克 | 大枣 30 克 |
| 炙甘草 10 克 | 枳实 15 克 | 厚朴 15 克 | 人参 10 克 |
| 当归 15 克 | 熟地黄 30 克 | 杜仲 15 克 | 海浮石 30 克 |
| 鸡内金 20 克 | | | |

此病虽痛，但师父未用止疼药。师父说：栀子就是止胸中结痛的好药啊。《伤寒论》第 77 条"发汗、若下之而烦热，胸中窒者，栀子豉汤主之。"第 78 条"伤寒五六日，大下之后，身热不去，心中结痛者，未欲解也，栀子豉汤主之。"现代药理也证明栀子就有很好的止痛作用。

还有一位老年男性，阴囊痒、炎性渗出一年余，按阴囊湿疹治疗无效。刻诊：阴囊局部红肿热痛、渗出，面赤如醉，眠可，口臭，不渴，二便正常。舌暗红，有裂纹，苔白黄。既往糖尿病史 7 年，使用胰岛素控制血糖。师父诊为"湿热弥漫三焦"，当以清利湿热配合局部外用，予龙胆泻肝汤、犀角地黄汤、三物黄芩汤治之。

| | | | |
|---|---|---|---|
| 龙胆草 12 克 | 栀子 12 克 | 黄芩 12 克 | 柴胡 12 克 |
| 生地黄 50 克 | 车前草 10 克 | 滑石 10 克 | 土茯苓 30 克 |
| 泽泻 12 克 | 木通 6 克 | 当归 12 克 | 水牛角 30 克 |
| 赤芍 30 克 | 牡丹皮 30 克 | 苦参 15 克 | 马齿苋 60 克 |
| 炙甘草 10 克 | 防风 15 克 | 地肤子 20 克 | 苍术 12 克 |
| 薏苡仁 30 克 | 黄柏 15 克 | 大黄 10 克 | 肉桂 10 克 |
| 茯苓 30 克 | 五味子 12 克 | | |

这时我也在师父面前显摆了一下，建议师父用鸦胆子煎汤外洗患处。师父外洗方：白矾 10 克，杏仁 10 克，鸦胆子 30 克，黄柏 30 克，水煎外洗。此病虽算不上特别严重，但治疗起来十分棘手，师父分析此例让我受益良多。短暂的一天在匆忙中很快就结束了，静静的夜晚消除了我一身的疲乏，梦里又和师父一起走到黎明。

（吴华生）

2020 年 6 月 5 日　星期五　晴

## 门诊患者真不少　疾病面前无老小

清晨勤劳的环卫工人的扫地声早已把我唤醒，我已准备好了去下一个工作站——西安市中医医院国医馆。刚到诊室就看到门外排着长队，都是来自全国各地的癌症患者，有坐飞机来的，有乘高铁来的。这里患者特别多，师父看病速度很快，特别果断利落，我们无法做详细记录，只能用手机拍下病例扼要和处方。每位患者及家属都想提前一分钟让师父诊治，由于患者太多，排队也乱了阵脚，很多患者都蜂拥在诊室内，又闷又热，维持秩序的护士也忙得焦头烂额，满头大汗，局面无法控制。

当然，可以理解患者及家属的心情。毕竟还有八九十岁及以上的老年患者呢。没办法，只有委屈和辛苦师父和我们这些弟子了。虽然繁忙，但没有看出师父有一丝疲劳，更没有影响他的看病速度和质量，而且师父脸上还洋溢着开心灿烂的笑容，激烈繁忙的一上午伴着众多患者的热情和期望终于在 12 点半结束了。

午饭后我回到宾馆冲了个凉水澡，顽皮的瞌睡虫一下子将我拖延到两点半才醒。下午在天颐堂中医院跟诊，多数都是复诊患者，复诊就意味着疗效和信任。让我印象最深刻、最熟悉的是个 2 岁的小男孩，证属热痹，四肢关节肿痛、发热，服药半年热未退，上个月已请师父诊治过，效果很好，此次复诊，家人特别高兴！这么小的幼儿患风湿病，我还是第一次见。

这个患者是什么原因呢？师父讲是先天禀赋不足，肾精不固，不足以抵御风邪、寒邪所致，或其母在受孕期间嗜食寒凉或感受风寒所致。而这个小孩患病的直接原因是吹空调太多。半年多不退的高热，师父用补中益气汤合独活寄生汤使热退症减。

（吴华生）

## 2020 年 6 月 6 日　星期六　晴
## 虽说多半是癌症　产后中风续命雄

早上，跟随师父的快节奏，我们来到了杜万全堂中医馆，虽然只看了十几个患者，依然让我非常难忘。因为在这里我看到很多恶性肿瘤如肺癌、胃癌、肝癌、白血病、卵巢癌、肝硬化等患者，还有各种疑难内科杂病；看到了晚期恶性肿瘤的严重程度，也看到那些晚期恶性肿瘤患者不舍人世的眼神和对医者的期盼，更体会到我们的责任和担当。

有一位坐轮椅的晚期肺癌老太太，极度消瘦，形瘦神衰，不能站立，胸闷气短，喘不得卧，虚汗，气不足以息，发热，脉数，舌红，苔黄厚黑。师父用人参蛤蚧散、麻杏石甘汤、苏子降气汤加味。

| 人参 15 克 | 蛤蚧 1 对 | 川贝 6 克 | 鱼腥草 30 克 |
| 当归 12 克 | 生地黄 50 克 | 杏仁 15 克 | 石膏 30 克 |
| 鸡内金 15 克 | 苏子 20 克 | 莱菔子 12 克 | 泽泻 12 克 |
| 麻黄 10 克 | | | |

诊毕，该患者气力低微地跟师父说了句话：我下次要走着来看你。

还有一位让我印象最深、收获最大的王女士，60 岁，吐泻同时出现已多年，隔 2～3 天发作 1 次。刻诊：面黄，眠差，眩晕，身上有散在瘀斑，腰疼，全身不适、沉痛，腿不软，骑车时两手麻木，牙痛，尿急，汗出，怕冷，不怕风，左胁下痛，张口困难，口中不和，多年前有耳石症，舌淡红，苔白厚黄，脉滑。师父写好病历说：你们看吧，这是什么病？我们几位弟子，各自思考着，大家多以眩晕为中心，考虑为水气病的五苓散和猪苓汤证。师父诊为"中风"，产后受风30年，因产后百节空虚，中腑多致九窍，眩晕更是中风表现，用小续命汤合消风散加减。

| | | | |
|---|---|---|---|
| 石膏 100 克 | 菊花 100 克 | 防风 100 克 | 荆芥穗 100 克 |
| 羌活 100 克 | 羚羊角粉 30 克 | 川芎 100 克 | 当归 100 克 |
| 白芷 100 克 | 甘草 100 克 | | |

打粉，分服，1 次 3～5 克。

这就是师父分析病例独到之处。这个病例对我们来说就是疑难病，同时我也看到了晚期恶性肿瘤的垂危状态，更看到师父对晚期恶性肿瘤垂危患者的处理方案。

还有一位张女士，肝细胞胆管癌术后3年，现已转移到胸腔纵隔，面黄，恶病质，气怯无力，胸痛憋闷轻咳，咳白痰，汗多，食欲差，左身凉，右身热，晨起恶心口苦，喜饮温水，眠差，每天服2次止疼药，胸廓已塌陷萎缩，气不足以息，少量胸水，心包积液，小便可，舌淡瘦小，苔滑，脉弱。这是真正的"肺痿"证，也是恶性肿瘤之危重症了。师父处理得简洁果断，辨病为"胸痹病"，予瓜蒌薤白半夏汤、茯苓杏仁甘草汤、葶苈大枣泻肺汤加味。

| | | | |
|---|---|---|---|
| 瓜蒌 30 克 | 薤白 15 克 | 姜半夏 15 克 | 甘草 10 克 |
| 桃仁 15 克 | 陈皮 30 克 | 枳实 15 克 | 白术 15 克 |
| 延胡索 30 克 | 海浮石 30 克 | 茯苓 30 克 | 八月札 15 克 |
| 泽漆 30 克 | | | |

上午的时间我收获良多，往日的疲乏早已消失得无影无踪了，无情的钟表又走到下班时间了，多么眷恋这忙碌的一上午啊！

中午时分，广誉远中医馆的接驳车已等候在医馆门口，午饭后我们就在广誉远中医馆稍作休息。下午看了20多位患者，师父看病速度不容置疑，我无法一一做详细记录，让我印象最深的是一位胸腺瘤患者。他近期腰痛、肩痛，胸闷气短，我以为师父要用"木防己汤"治疗，结果师父用补中益气汤加蛤蚧1对，黄芪30克，党参15克，升麻6克。

大补中气的治法让我没有想到，大师就是大师啊！更是我们的良师、恩师！不知不觉又到了下班时间，回到宾馆本有返程的想法，看到其他几位同门的学习热情和众多疑难病患者，决定这个月多跟师一天。瞌睡虫早早把我拖入了梦乡。

（吴华生）

## 2020年6月6日　星期六　晴
# 工作一天特别忙　胰腺癌用黄连汤

早上我和师妹很早到了益群堂中医馆，结果师父比我们到得更早。这里是师父建立的第一个工作室，患者特别多，门外早就排成了长队，还没到上班时间师父的诊室已排到68号，可想一天任务之繁忙。

这一天的病种真是多种多样，师父讲的恶性肿瘤基本呈现了，如胰腺癌、肺癌、膀胱癌、食管癌、结肠癌、肝癌肺转移、喉癌、淋巴瘤、胰腺癌肺转移、直肠癌肝转移、宫颈癌、卵巢癌、胃癌、肾癌、乳腺癌等，还有很多内科杂病。师父镇定自若且耐心细致地诊治着每一位患者，果断而周详，负责打字的师妹累得手指发酸，我们都忙碌地低头做着笔记。炎热的天气让人有一丝疲倦，下班了，品尝一碗正宗的西安油泼面后，师父得到了短暂的休息。师父太忙了，太累了，累得让人心痛！为了患者，他把自己安排得常年无休。我从来没有听说师父说过一个"累"字，真是上天赐给师父矫健的体魄、充足的精力。

下午的战斗又打响了，师父仍以饱满的热情诊治着每一位患者，让我记忆深刻的是患者马先生，西安人，诊断胰腺癌12天，手术无法切除，上腹隐痛，食后加重，向左肩放射，胀满，食可，面不黄，平时手足心热，能吃凉的，便干，1～2个月前身痒，舌红，舌下瘀斑，脉弱、弦滑。血压160/95mmHg。当时我考虑是大柴胡汤证，而师父用的是黄连汤加味。

| | | | |
|---|---|---|---|
| 黄连 12 克 | 姜半夏 20 克 | 人参 12 克 | 干姜 12 克 |
| 黄芩 12 克 | 栀子 10 克 | 煅瓦楞子 30 克 | 海蛤壳 30 克 |
| 莪术 15 克 | 蟾皮 10 克 | 料姜石 30 克 | 碧桃干 20 克 |
| 鸡内金 30 克 | | | |

这又一次给我启发。第一次看到师父用碧桃干，我感到很新鲜。碧桃干是桃子未长成脱落的干品，也叫"瘪桃干"，味苦、酸，性平，有小毒或无毒，归肝、肺二经，可敛汗，涩精活血，止血，止疼，可治心腹痛。

忙碌的一天结束了，我也开始返程，未来得及给师父当面打招呼，只能微信告知。四天的跟师让我收获了太多，感悟至深，无法用语言来形容，师父才是真正的大师！大医！是广大恶性肿瘤患者的救命恩人！经他诊治生存10～20年的癌症患者大有人在。我只想对师父说："你才是我梦寐以求的恩师、导师！"

（吴华生）

2020 年 7 月 10 日　星期五　雨

## 今日四人赞此方　橘皮竹茹要大量

呕吐是临床特别常见的症状，不管是普通的呕吐，还是癌症引起的呕吐，如果不能尽快解决，对患者影响非常大。严重时不仅不能服药治病，连饭和水都吃不进去。我的师父王三虎教授治疗呕吐的方有很多，今天日记里记录的是其中之一：橘皮竹茹汤。

赵女士，66 岁，因呕吐严重不能出门，由其女儿代诉，在 2020 年 7 月

1日上午到市中医院初诊。刻诊：发现右肺癌1个月，呕吐频发20余天，吐到没有东西可吐了就干呕。水入即吐，食入即吐，二便少。舌红苔黄厚。师父当时一方面用海白冬合汤治疗肺癌这个原发病，另一方面用橘皮竹茹汤治当前的急症呕吐。处方如下。

海浮石颗粒2袋　白英颗粒2袋　　麦冬颗粒2袋　　百合颗粒1袋

姜半夏颗粒3袋　红参颗粒2袋　　杏仁颗粒1袋　　瓜蒌颗粒2袋

射干颗粒1袋　　猫爪草颗粒2袋　陈皮颗粒4袋　　竹茹颗粒2袋

生姜颗粒4袋　　炙甘草颗粒1袋　柴胡颗粒1袋　　莪术颗粒1袋

7剂，每日1剂，水冲服。

今日复诊：患者自述服药2剂呕吐即止，虽胃口不佳，饭量小，但可以正常饮食、喝水，少咳无痰，胸不痛，眠可，大便近几日未解，厌油腻，头昏，恶风。舌淡红，苔黄厚，脉弱。处方如下。

海浮石30克　　白英30克　　　麦冬30克　　　百合30克

生晒参15克　　姜半夏15克　　陈皮50克　　　竹茹15克

瓜蒌30克　　　枳实15克　　　厚朴15克　　　鸡内金20克

菊花30克　　　桂枝10克　　　当归15克　　　熟地黄30克

甘草10克

15剂，每日1剂，水煎服。

写完处方，师父对徒弟们说：橘皮这个药，最初我的用量也不大，12克左右，主要用来理气、化痰。但是后来慢慢发现对橘皮的理解还不够，在《金匮要略》中，橘皮的用量是很大的，在橘皮竹茹汤中橘皮用量是二斤，张仲景用药量最大的是石膏（鸡子大）十二枚和泽漆用三斤，再下来就是防己地黄汤里的地黄用二斤，和橘皮竹茹汤用二斤。橘皮用二斤是很少见的，这样我们就找出它的特点了，说明从用量上来说，我们还没有把握住张仲景用药的精髓。

再看条文中怎么说的：《金匮要略·呕吐哕下利病脉证治》："干呕，哕，若手足厥者，橘皮汤主之。哕逆者，橘皮竹茹汤主之。"她这里没有手足厥的表现，这里的水入即吐倒是哕逆的表现，所以我们用橘皮竹茹汤。《神农本草经》中记载橘皮主治"胸中瘕热逆气……下气，通神"。橘皮这种降逆止呕的功效已经跃然纸上了。

师父的话音未落，在赵女士后面，又陆续来了3位复诊的患者，前方都用到了橘皮竹茹汤，而且效果也都令人满意。

郝女士，60岁，初诊是在2020年3月23日，宫颈癌手术后10余天。师父是用海茜汤为主方治疗。到了2020年5月4日第三诊，因为化疗而反胃、恶心、呕吐，师父在上方的基础上加陈皮50克，竹茹12克，28剂。2020年6月5日第四诊，患者说服药后反胃、恶心和呕吐都减轻很多，顺利完成本次化疗。上方不变，30剂。今天是第五诊，患者说现在反胃、恶心和呕吐都没有了，最近食欲旺盛，食量大。师父说治病如打仗，有进攻就有撤退，橘皮竹茹汤现在到了撤退的时候了，上方去掉橘皮、竹茹，加生石膏30克，30剂。

李女士是位老患者，从2017年9月查出胰腺癌就一直坚持中药治疗，没有手术和化疗，每个月按时来师父的门诊看病取药。到了2020年6月24日第三十八诊时出现胃脘胀满，食不下，呃逆，舌淡红，苔薄黄，脉沉。师父根据病情变化，不用上方，另以橘皮竹茹汤加减。

| 陈皮 60 克 | 竹茹 15 克 | 生晒参 6 克 | 炙甘草 6 克 |
| 枳实 30 克 | 厚朴 30 克 | 姜半夏 20 克 | 黄连 6 克 |
| 干姜 6 克 | 鸡内金 15 克 | | |

8剂。每日1剂，水煎服。

今天是第三十九诊：呃逆消，胃纳尚可。上腹痛10天，前日B超复查：胰腺占位同前，无明显变化。胰尾囊肿75mm×65mm。肚脐右上部混合回声包块53mm×50mm。师父在上方基础上，加苍术30克，白芥子30克，三棱15克，莪术15克，20剂。

和女士，56岁。2020年4月21日初诊：不欲饮食，气短半年多。咳嗽，痰多色白。手足心汗，形丰面黄，恶寒怕冷，舌红，苔黄，脉滑。2020 年 3 月 30 日 CT 报告：右肺中叶磨玻璃结节多个，最大直径 10mm。师父针对气短纳差，用茯苓杏仁甘草汤合橘枳姜汤，针对右肺结节，用厚朴麻黄汤。

| | | | |
|---|---|---|---|
| 姜半夏 15 克 | 厚朴 20 克 | 麻黄 10 克 | 土贝母 15 克 |
| 生石膏 30 克 | 射干 12 克 | 鸡内金 30 克 | 莱菔子 30 克 |
| 茯苓 15 克 | 杏仁 15 克 | 甘草 15 克 | 陈皮 30 克 |
| 枳实 15 克 | 山慈菇 15 克 | 猫爪草 15 克 | 煅牡蛎 20 克 |

30 剂，每日 1 剂，水煎服。

2020 年 5 月 23 日二诊：近期呃逆频发，纳差。余症同前。舌红苔黄脉滑，师父这次也同样用了橘皮竹茹汤思路，上方把陈皮加至 50 克，再加竹茹 12 克。另外用焦三仙配合以开胃消食，加焦山楂 12 克，焦神曲 12 克，焦麦芽 12 克，40 剂。每日 1 剂，水煎服。

今天是三诊：呃逆消失，有食欲，面色好转。咳白痰多，有口气，胸中时觉如虫行。舌淡红，苔薄，脉滑。前日 CT 复查：右肺中叶磨玻璃结节与 2020 年 3 月 30 日 CT 报告大致相同。处方：上方姜半夏加至 30 克，加海浮石 30 克，海蛤壳 30 克，生晒参 12 克，30 剂。每日 1 剂，水煎服。

今天上午的跟诊学习中，我看见了 4 例用橘皮竹茹汤的病例，每一个都值得反复揣摩。又在师父的临床讲解中，对橘皮竹茹汤的理解更加深刻，它已成为我兵器库中的一把利剑。

（马传琦）

2020 年 7 月 5 日　星期日　晴

## 心悦诚服眼界开　随心应手防己来

我在西安随诊过程中，师父有 4 个用防己的个案，效果显著，分别涉及《伤寒论》《金匮要略》的防己地黄汤、木防己汤、木防己加茯苓芒硝汤、防己茯苓汤。常人在临床上用到防己的机会寥寥，同样自己除了在治疗饮病时作为补充药偶用，难能有更深刻的感悟，但此次见识恩师的诊治，防己用得随心应手，令我大开眼界，心悦诚服。

**案一：**阴女士，62 岁，村妇，略感清瘦，静而寡言，其夫代述。查 3 个月前诊疗记录，示其主症为幻觉明显，独语不休，伴恐惧，常见鬼，舌红苔黄。师父以防己地黄汤、定志丸、黄连温胆汤、礞石滚痰丸合方治疗。

| | | | |
|---|---|---|---|
| 防己 10 克 | 桂枝 10 克 | 生地黄 20 克 | 防风 10 克 |
| 甘草 10 克 | 菖蒲 10 克 | 生石膏 60 克 | 白矾 6 克 |
| 琥珀 6 克 | 大黄 12 克 | 茯苓 12 克 | 人参 6 克 |
| 黄连 12 克 | 黄芩 12 克 | 百合 60 克 | 白薇 12 克 |
| 柴胡 12 克 | 陈皮 12 克 | 胆南星 12 克 | 半夏 12 克 |
| 鸡内金 10 克 | 青礞石 30 克 | 升麻 15 克 | 郁金 15 克 |
| 远志 10 克 | 竹茹 12 克 | 枳实 12 克 | |

方有补、有泄、有润、有燥、有升、有降，寒热并用。服药后，患者病情平稳向好，因疫情仅服 30 剂，今来复诊，其夫曰，现独语不休已，大便干，小便数，头晕、头闷、乏力、嗜睡不得眠，身痒。

查：脉沉弱，舌红，苔燥略黄。师父遂改方为酸枣仁汤合丹栀逍遥散加白蒺藜、琥珀。师父曰：风病常致心胆虚，而生恐惧起鬼幻，故就风论治也是关键。当下即明：防己地黄汤中防风、桂枝、地黄、防己、甘草难道不是育阴潜火息风利湿的吗？风之病善变，辛以散之。防己，味辛性平，主风寒温疟热气诸痫，除邪，利大小便。《金匮要略》防己地黄汤治"病如狂状，妄行，独语不休，无寒热，其脉浮"。师父又曰：其人偏虚，血不养心，故魂魄分离，以酸枣仁汤养心血，加琥珀安神；肝经有热易失魄，以丹栀逍遥散清热致存魄。现病之格局已变，故易方以待。此乃察其变随证治之大道也！

**案二：**张先生，51 岁，西安人氏，2020 年 5 月 3 号初诊。右肺中央型肺癌两年半，纵隔淋巴肿大。化疗与氩氦刀治疗后复发，病情逐步加重，目眵面赤，颈部肿胀粗如头面，咳喘憋闷，弯腰低头时则感气血上壅，夜呛咳不能平卧，痰中带血，食差，眠差，二便可，舌暗红，脉滑。师父用木防己汤加味。

| 防己 30 克 | 生晒参 15 克 | 石膏 100 克 | 茯苓 60 克 |
| 芒硝 6 克 | 地榆 30 克 | 仙鹤草 30 克 | 莲节炭 30 克 |
| 阿胶 10 克（烊化） | 黄连 10 克 | 姜半夏 15 克 | 瓜蒌 30 克 |
| 海浮石 30 克 | 白英 30 克 | 麦冬 30 克 | 百合 30 克 |
| 生地黄 30 克 | | | |

30 剂。

2020 年 7 月 5 号复诊：自述两三剂后效果显著，药后拉稀但未有不适，头面肿胀明显减轻，其他症状亦渐轻，至今病已去七八，面颈已近常人，眠佳，二便可，仅纳欠佳，舌暗红，脉弱。师父以原方继进 25 剂。众弟子细审师父之用方，无不惊叹其疗效，折服于其方之神奇。

**案三**：李先生，75 岁，山西人。2020 年 12 月 1 日初诊：右肺鳞癌中心型 8 个月余，曾化疗两次，不效，右胸腔积液，心包积液，伴肺不张，颈肿，右面颊肿，面赤如醉，喘憋难息，气喘难卧，脚肿，口渴，纳可，大便干，舌暗红，苔黄厚，脉滑，右侧上腔静脉阻塞综合征明显，师父拟木防己汤合海白冬合汤加味。

| 防己 20 克 | 桂枝 15 克 | 生晒参 12 克 | 石膏 80 克 |
| 海浮石 30 克 | 百合 30 克 | 白英 30 克 | 麦冬 30 克 |
| 葶苈子 30 克 | 大枣 10 枚 | 泽漆 60 克 | 知母 15 克 |
| 瓜蒌 30 克 | 土贝母 30 克 | | |

30 剂。

今来复诊已近常人，自述上方两天一剂，服完病症大消。疫情原因，停药至今。

观此两例，均为肺部肿瘤压迫上腔静脉而致颜面颈部肿胀、咳不能卧之例，师父皆以木防己汤合海白冬合汤为基本方以治，虽方根略同，但成方自有乾坤。仲景云，"膈间支饮，其人喘满，心下痞坚，面色黧黑，其脉沉紧，得之数十日，医吐下之不愈，木防己汤主之。虚者即愈，实者三日复发。复与不愈者，宜木防己汤去石膏加茯苓、芒硝汤主之"。

这里重点两个，一是膈间支饮，何为膈间？此处之膈间应是指心下至胸上的上下之间左右之间的一片抽象区域，这个地方有水饮，水结不通，外现为喘满，肿胀，痞坚，面色黑，常见于肺心病。这就是相对于实体肿瘤的"虚者"，木防己汤去饮补虚则愈。二是"实"，是指邪实，也可以理解为有形的肿瘤实邪，实邪需下法，给邪以出路，故加茯苓、芒硝使邪从二便出，下法是关键。恩师案二中木防己汤加茯苓、芒硝的下法是药效宏伟的点睛之笔也。同样，案三更为复杂，不但有膈中支饮实邪，而且还有肋间支饮实邪压迫（胸腔与心包积液），饮溢双脚，恩师变方为木防己汤加葶苈泽漆汤的下法，水饮实邪从二便出，化繁为简，一石二鸟，妙哉！君不见仲景的防己椒目葶苈大黄丸治腹间水，与师用法如出一辙，赞叹！吾师用活仲景法！

**案四：** 赵女士，53岁，2020年7月4日首诊。左乳癌术后一年半，左臂术后肿及今未消。3个月前西医查有右肺胸膜下结节，肾积水，胆结石。视其精神可，但自述眠不安，每夜三点半即醒，醒后再眠难。纳强，自觉腹满，左大腿及左臂胀。偶心慌。舌红，苔白略黄。师父辨为血水不利，少阳气机阻滞。

| | | | |
|---|---|---|---|
| 防己 20 克 | 茯苓 50 克 | 柴胡 12 克 | 黄芩 12 克 |
| 半夏 12 克 | 浙贝母 15 克 | 土茯苓 15 克 | 瓜蒌 30 克 |
| 路路通 15 克 | 漏芦 15 克 | 王不留行 15 克 | 龟甲 15 克 |
| 独活 15 克 | 骨碎补 15 克 | 桑寄生 15 克 | 续断 15 克 |
| 土鳖虫 15 克 | 自然铜 20 克 | 黄连 10 克 | 鸡内金 30 克 |
| 金钱草 30 克 | | | |

30 剂，煎服。

这里有防己茯苓汤、小柴胡汤、独活寄生汤的影子，有辨证用药也有辨病用药。当下主要矛盾是手术后血水不利致肢体肿胀疼痛与乳腺癌本身病症伴随少阳气机不畅。《金匮要略》中云，"皮水为病，四肢肿，水气在皮肤中，四肢聂聂动者，防己茯苓汤主之"。其内防己三两，茯苓六两，两药一渗一利组合，是为去皮水之主药，师父用防己茯苓汤合用路路通、王不留行、瓜蒌、漏芦，既活血利水通络应了术后血水不利的病机，又照顾了乳腺癌的辨病用药，实为妙招。

防己，《神农本草经》载："味辛，平，主风寒，温疟，热气，诸痫，除邪，利大小便。"《名医别录》："味苦，温，无毒，主水肿，风肿，去膀胱热、伤寒，寒热邪气，中风，手脚挛急，止泄，散痈肿恶结，诸蜗疥癣，虫疮，通腠理，利九窍。"上四则病案，恩师皆随手拈来，虽散落于日常的诊务中，但聚在一起考量，实为经方用药遣方的一次完美演绎。对防己的应用从除邪利大小便到皮水风肿通腠理，基本概括《神农本草经》中的用途，至于用防己治中风，师父使用小续命汤的机会太多矣！不必赘述。自叹曰：能入师门实乃众弟子之大幸！

（杜立志）

2020年9月5日　星期六　晴

## 大医风范很幽默　再次跟诊感悟多

去年第一次跟师王三虎教授抄方学习，门诊量之大、疾病的疑难复杂程度、愈病的出奇效果，令我震撼。这个月初第二次跟诊学习，我在辨病辨证上有了一些思路。老师深厚的学术功底、丰富的临床经验，令我们折服。我将点滴体会记录如下。

### 沟通交流，树立信心

老师的患者有90%是肿瘤患者，这些患者都受到了病痛的折磨，大部分患者及家属恐惧、焦虑、无所适从，老师诊务繁忙，总不忘从心理上疏导，让患者抛弃烦恼，树立信心，积极治疗，时不时冒出金句，"现在对于癌症常常是有看法，没办法""中医看病凭缘哩，西医看病凭钱哩""放疗化疗不为过，都是过度惹的祸"。语言幽默风趣，常引得阵阵笑声，患者也从这笑声中使紧张的情绪得以释怀。

**独处藏奸，慧眼识证**

老师每日门诊量达 80 人之多，都是六经、脏腑、卫气营血、痰饮水湿瘀血病机错综复杂，寒热虚实燥湿夹杂，如何在短时间内抽丝剥茧，抓住病机，准确辨证，快刀斩乱麻开出处方呢？他有一双独到、老辣、如鹰鹫一样的慧眼，他一出口句句都是方证："面部红血丝，舌红少苔，耗血动血，直须凉血散血：犀角地黄汤。""面赤如醉，舌苔黄厚腻：阳明腑实，大黄证。""脚肿头眩，身体瞤动，真武汤证。""看他愁眉苦脸，少言寡语，有默默不欲饮食小柴胡汤证。""声低气怯，面色萎黄，形体瘦弱，你是操心过度，劳伤心脾，月经不调？"患者点头，两眼泪目。

**治学严谨，传承有方**

老师一有闲暇，就给我们传经送宝，答疑解惑，如遇特殊病历，让我们每个学员仔细看舌摸脉，各抒己见，他再加以分析总结。一位 79 岁的老者，以"双脚踝肿胀，晨轻夜重，腰酸腿软"为主诉来诊，面色红润，舌红便干，余无不适。有腔隙性脑梗史，舌謇经治疗后好转。我们都认为脚踝肿是水气病，而老师根据脉虚浮，诊断为中风（中经络），辨为本虚标实，肝肾亏虚，虚阳上越，当以地黄饮子兼以利水，此言一出，大家顿时豁然开朗，深深折服。

老师为人随和，从没有架子，我们学员中有好的建议和思路，他虚心采纳，用于临床，此乃大医风范！

（王红兵）

2020 年 9 月 6 日　星期日　晴

## 温阳滋阴同时用　多种疾病消水肿

我们巴彦淖尔市中医医院刘健主任医师和肿瘤科主任丁志冬，有幸于

2020年9月1日，随德高望重的中医肿瘤大家王三虎老师跟诊学习，目睹了经方大家应用经方治疗肿瘤等疑难重病，感受到经方的疗效和大咖治病的精妙。王老师年过花甲，精神饱满，诊疗过程中与患者亲切有效又轻松的沟通，加之可靠的疗效，让那些身患绝症的患者一下子看到了生的希望。我们一起学习的9名学者也深刻感受到中医治疗癌症的确切疗效。每天60多个患者大多是肿瘤患者，其余都是疑难杂症，多处求医疗效不佳的患者。王老师对每个患者的病机和预后分析都很清楚，让我们很是佩服，也看到中医攻克肿瘤等疑难重症的希望。

2020年9月6日在西安市益群堂跟诊王三虎老师的过程中，遇到一名身患多种基础疾病且心肾功能衰竭的患者。

病历摘要如下：庞某，男，80岁，冠心病、糖尿病、高血压、肾衰、房颤。2018年12月2日首诊，全身水肿（尤其是双下肢）2年，加重2个月，多种方法治疗效果不满意。症见双下肢、足浮肿，压之凹陷，乏力，嗜睡，纳可，二便调，自汗、盗汗，舌红苔薄黄，脉滑。处方：猪苓汤合真武汤加味。

| | | | |
|---|---|---|---|
| 猪苓15克 | 茯苓30克 | 泽泻15克 | 阿胶6克 |
| 滑石12克 | 白术15克 | 白芍20克 | 生姜30克 |
| 黑顺片6克 | 知母12克 | 黄芪50克 | 黄连6克 |
| 生石膏60克 | 栀子12克 | 百合30克 | 车前子30克 |
| 山药20克 | | | |

8剂，水煎服，日1剂。

该患者年岁已高，身患多种疾病，而致全身水肿，尤以下肢较重，伴有乏力、嗜睡、自汗，为少阴病阳气衰微不能蒸腾水液所致的真武汤证。患者同时又有水肿、盗汗，舌红，脉滑，为少阴热化、阴虚水停的猪苓汤证。黄芪助附子温阳益气利水，石膏、知母、山药取白虎汤养阴清阳明燥热，百合助阿胶滋阴润燥养液，栀子、黄连清热除烦，车前子利水消肿，如此寒热并用，体现了王老师寒热胶结、燥湿相混致病理论在普通疾病中的应用。

2020年6月7日二诊：患者下肢水肿有所减轻，近日食欲增加，血糖较前升高，大便可，眠可，舌红少苔，脉沉。守原方。

2020年7月5日三诊：下肢肿况大减，脚面脚踝仍肿，咳嗽遇寒明显，无痰，手脚麻木不灵活，拘挛，舌红中有裂纹，脉沉。原方加木瓜12克化湿通络，杏仁15克止咳平喘。

2020年8月2日四诊：咳消，精神好转，手抖，空腹血糖10.6mmol/L，舌红，中有裂纹，脉沉。原方加天麻15克祛风通络止麻木，苍术12克健脾燥湿。

2020年9月6日五诊：颧赤，牙龈肿，目赤，舌红中有裂纹，苔水滑，脉沉。血糖降至7.9mmol/L，近日腿肿有所反复，紫绀，有瘀点，考虑热入血分，故加犀角地黄汤（水牛角30克、生地黄30克、牡丹皮12克、赤芍12克）、紫草15克、大青叶15克，清热凉血解毒。

（刘　健）

## 2020年9月8日　星期二　晴
# 门诊经常有乌龙　认真对比笑谈中

来西安跟师门诊四个月过程中，我发现肝癌当真是名副其实的癌中之王，病机复杂，病情危重，在临床当中男性多发于女性，且早中期患者，乙肝病毒携带者居多。患者多见身黄目黄、面色晦暗、骨瘦如柴、声低气怯、胃脘疼痛连背、腹大如鼓、腹部青筋暴露、腹水等大病枯槁之象，大多是经手术治疗、介入治疗、放化疗、免疫疗法后效果仍不理想，病情持续恶化、复发、转移、以及不能承受放疗化疗副作用的人群。

在跟师的过程中，我曾看见过黑疸患者的400多黄疸指数降至正常的奇效。对于癌症而言，常见复诊患者大多数有效，少数无效，偶见奇效。今天要写的是有趣的乌龙事件。今日在易圣堂就发生了一件有趣的事情。魏先生，65 岁，肝癌复诊患者。师父一诊处方如下。

| | | | |
|---|---|---|---|
| 柴胡 15 克 | 黄芩 12 克 | 生晒参 12 克 | 姜半夏 12 克 |
| 甘草 10 克 | 茵陈 50 克 | 栀子 12 克 | 大黄 12 克 |
| 麻黄 12 克 | 连翘 12 克 | 赤小豆 30 克 | 杏仁 12 克 |
| 水牛角 30 克 | 生地黄 40 克 | 牡丹皮 12 克 | 赤芍 30 克 |
| 桂枝 12 克 | 干姜 12 克 | 鸡内金 30 克 | 金钱草 30 克 |
| 姜黄 12 克 | 鳖甲 30 克 | 煅牡蛎 30 克 | 厚朴 30 克 |

生姜 6 片（自备）

今日复诊，师父问，感觉怎么样呀，患者答还可以，就是服药后腹泻得比较厉害，泻像黑水一样的大便，但是腹泻之后觉得身体蛮舒服，再看患者本人，身黄、目黄已不明显，精气神尚可，总的来讲有效。不料其女在旁却不甚高兴，拿出两张化验单，说服中药 1 个月没有效果，各项指标均升高，我们将这两张 8 月 1 的检查结果和 9 月 7 日的检查结果对比，各类项指标确有升高，8 月 1 日总胆红素为 149.1μmol/L，9 月 7 日总胆红素 167.5μmol/L，直接胆红素 97.8μmol/L，间接胆红素 69μmol/L，ALT 127.5U/L，AST 174.1U/L，GGT 449.3U/L。患者是 8 月 7 日出院后 8 月 8 日来找我们开的中药，到今天 9 月 8 日复诊，服中药 28 剂。

为何四诊均见好转，反而检查指标不降反升呢？这时师父又问有没有 8 月 7 日出院时的检查报告，因为你们是 8 月 8 号来找我们开的中药，那么你在住院期间，1 号到 8 号这期间黄疸指数和肝功不是不变的，而可能是不断上升的，这个我们有经验。于是我们又查其出院时的资料，果然有一张 8 月 7 日的检查报告，查看指数总胆红素为 177.0μmol/L，直接胆红素为 109.4μmol/L，间接胆红素为 67.6μmol/L，ALT 196U/L，AST 192U/L，GGT 496U/L，这当真是铁证如山，9 月 7 日的检查结果相对于没吃中药前 8 月 7 日出院时，总胆红素降低 10μmol/L，直接胆红素降低 12μmol/L，ALT 降低 70U/L，GGT 降低 47U/L，大家会心一笑，患者及家属也是眉开眼笑，顿时信心大增。

师父真是明察秋毫，经验丰富，若是我，当真是想不到时间差的问题，而且黄疸指数升高如此之快。二诊患者面色晦暗，脸颊周围血丝密布，舌红苔黄干，脉滑数，津液亏虚之象已显，师父提问，这里有一味药应该用了，你们说用什么？我想当是天花粉，随即脱口而出，师父给予二诊处方，上方去大黄，加天花粉30克，水蛭10克，减干姜、桂枝为10克，并嘱咐患者，如果大便不畅自行加大黄12克，因患者腹胀不适，师父新开外敷方，生莱菔子一斤，嘱咐自行回家炒热装布袋外敷腹部，消胀通腑。

柴胡桂枝干姜汤是师父治疗肝癌的常用方剂，证见肝胆湿热，脾阳不足，以致寒热胶结，由湿热向寒湿转变的阶段，患者面部血丝密布，热毒已入血分，故用犀角地黄汤，师父常说耗血动血，直须凉血散血，以茵陈蒿汤、麻黄连翘赤小豆汤祛黄散邪通瘀，理法清晰，用药精准，收效连连。

（岳　元）

## 2020年9月9日　星期三　晴

## 辨病辨证两相宜　一双慧眼识天机

已连续跟师出诊四月余，收获良多。师治癌以辨病闻于世，然此仅一隅，实则辨病为纲，辨证为变也，两两相合，大道乃成！

**案一：** 2020年7月4日，西安杜万全堂中医馆。江生，35岁。膀胱肿瘤电镜点切除术后6年，少腹及阴坠结不适，偶血尿，易怒，舌暗红，脉弦。予小蓟饮子合桃核承气汤。

| | | | |
|---|---|---|---|
| 小蓟30克 | 生地黄50克 | 木通6克 | 竹叶12克 |
| 甘草10克 | 蒲黄20克 | 当归12克 | 狗脊15克 |
| 栀子12克 | 滑石12克 | 瞿麦15克 | 天花粉20克 |
| 白芍30克 | 柴胡12克 | 黄芩12克 | 土茯苓30克 |
| 桃仁15克 | 芒硝3克 | 大黄6克 | 肉桂6克 |

8月1日二诊：药后有效但不明显，现小腹及阴部仍坠结不适，面黄，易怒。师详问得知，患者自大学以来，逢感冒即诱发少腹不适之症。师曰，此乃少腹急结，血证谛，抵当汤主之。

虻虫6克　　　水蛭12克　　　大黄12克　　　桃仁20克

7剂，熬汤服。

众弟子皆疑，师详解惑。桃核承气汤与抵当汤皆专治下焦蓄血蓄热，然二者所属不同。《伤寒论》第106条："热结膀胱，其人如狂……外解已，但少腹急结者，乃可攻之，宜桃核承气汤。"《伤寒论》第124条："太阳病六七日，表证仍在，脉微而沉，反不结胸，其人发狂者，以热在下焦，少腹当硬满。小便自利者，下血乃愈。所以然者，以太阳随经，瘀热在里故也。抵当汤主之。"第125条："太阳病，身黄，脉沉结，少腹硬……小便自利，其人如狂者，血证谛也。抵当汤主之。"

桃核承气偏祛热，且外解已。抵当汤偏治蓄血，且强调太阳病六七日表证仍在。此仍临证之所异，仲景先圣大道至简且至微。此案二诊中细节，所患少腹痞结皆感冒后，当合仲景所述血证谛，吾师明察矣！

9月5日三诊：药后大效，少腹急结，服抵当汤后阴坠不适诸主症明显减轻。药后未有尿血及拉稀症状，但仍易怒，右肋下闷满不适，小便黄，且有鼻塞等鼻炎症状。予方：虻虫6克，水蛭12克，大黄12克，桃仁20克，柴胡12克，黄芩12克，半夏12克，党参12克，生石膏30克，白芷12克，菊花12克，甘草12克。

三诊后弟子皆感慨，师明察秋毫也！师治癌辨病而不忘证，辨病是首，辨证为续。辨病为纲，辨证乃变！

**案二**：潘女士，9月2日益群堂国医馆首诊，58岁，卵巢癌术后10月余，化疗8次。因自觉腹部有包块而发现卵巢癌。现左腹不适，拘紧略闷胀，行走时甚，腿乏无力，白细胞低，不咳，食可。舌淡水滑，脉浮略弦。师曰：心下有水气或少腹满，小青龙汤证也！

| 龟甲 30 克 | 土贝母 30 克 | 杜仲 15 克 | 麻黄 10 克 |
| 桂枝 15 克 | 白芍 12 克 | 半夏 15 克 | 细辛 6 克 |
| 五味子 15 克 | 干姜 15 克 | 土茯苓 15 克 | 当归 12 克 |
| 香附 12 克 | | | |

师朗朗上口:《伤寒论》第 40 条"伤寒表不解,心下有水气,干呕,发热而咳,或渴,或利,或噎,或小便不利、少腹满,或喘者,小青龙汤主之。"师再曰,水滑舌,少腹满,水气在少腹,小青龙汤证也,《伤寒论》中言皆简,同为水气,难道仅有条文中言心下而无少腹乎?何故条文中言少腹满?翻阅史上诸注家,言及此条皆难掩牵强之意,仅吾师明察,弟子皆悦服。

9 月 6 日复诊:自述效果好,原少腹满症状减轻明显,现手足略胀,眠不佳。舌水滑略退。师对现症,加黄连、肉桂、薏苡仁、防己。师仅从一个水滑舌、少腹满而引出小青龙汤,当机立断,雷霆手笔,已非常人之思。赞曰:治癌首辨病,随证更相安,万象皆有道,慧眼识天机!

（杜立志）

2020 年 9 月 18 日　星期五　阵雨

## 病无大小都仔细　乳核显效也不易

早上刚读完岳元师兄的文章,无独有偶,今天上午在深圳跟诊,也遇到一件类似的趣事!

王某,女,37 岁,患乳腺纤维瘤。2013 年 9 月体检发现右乳 1.0cm×0.7cm 大小肿块;2016 年 5 月复查右乳肿块 1.38cm×0.7cm;2019 年 8 月 13 日右乳 11 点位置有 2.0cm×1.0cm 大小肿块,12 点位置有 1.2cm×0.6cm 大小肿块,左乳 3~4 点位置有 0.7cm×0.3cm 大小肿块。其间前后服药治疗半年多,2019 年 11 月 29 日复查,肿块大小同 8 月。

2020 年 6 月 15 日找到师父诊治。患者诉经前乳腺胀痛两三年，工作、生活压力大则疼痛加重，少腹冷痛，四肢不温，右肩及手臂皮肤发红发痒，甲状腺结节，右项下黑色疣状物如芝麻。

诊断：乳腺纤维瘤，乳癖。

证型：痰气交阻。

治则：化痰散结。

处方：

| | | | |
|---|---|---|---|
| 土贝母 15 克 | 浙贝母 15 克 | 连翘 20 克 | 路路通 10 克 |
| 漏芦 10 克 | 蒲公英 30 克 | 瓜蒌 30 克 | 郁金 10 克 |
| 北柴胡 10 克 | 醋青皮 15 克 | 甘草 10 克 | 煅瓦楞子 20 克 |
| 桂枝 10 克 | 姜半夏 15 克 | 黄连 5 克 | |

7 剂，日 1 剂。

2020 年 7 月 17 日复诊：诉服药便溏，一诊方加肉桂 5 克，土茯苓 30 克，共 7 剂，日 1 剂。

2020 年 9 月 18 日三诊：师父照常笑呵呵地问，你感觉怎么样呀？只听口罩下挤出来弱弱的"不怎么样，没啥感觉"的声音。乳腺纤维瘤对师父来说确实不算啥大病，至少没有师父看的那些恶性肿瘤那么恐怖，但是师父时常教导我们，小病能看好也很不容易，言外之意就是叮嘱我们无论大小病都要用心看。师父的日常更是大病小病一视同仁，一样用心。所以这似乎有点埋怨的声音立刻引起我的好奇。

只见她拿出了两张检查报告慢吞吞地递给师父，师父还是笑呵呵地说："不急，我们来看看。"真是不看不知道，一看吓一跳。患者服用师父两次药后，2020 年 8 月 5 号检查右乳肿块大小 11 点位置 0.7cm×0.5cm，12 点位置 0.6cm×0.3cm，左乳 3～4 点位置 0.7cm×0.3cm。当她听到师父读出这些数据的时候，只见她眼里忽然闪过一道光，人也精神了，好像刚刚知道结果一样，声音立马高了几个度，更换了清亮的嗓音说："是呀，小了很多，而且经前乳腺没有胀痛的感觉了，甲状腺结节也没有了……"师父都不记得她还有甲状腺的问题，赶紧翻来病历一看，确实一诊有记录，而这一次超声显示甲状腺双侧叶及峡部切面形态大小正常。同时，肩臂皮肤红痒消失，黑色疣状物变小变少，纳眠可，二便可。

只听她还在跟师父绘声绘色地描述她的家乡在四川乐山大佛的脚下，欢喜的样子跟刚才简直判若两人，真怀疑她是做戏剧表演工作的。

师父似乎见怪不怪，内心静如止水。倒是饶有兴致地讲了一副四川武侯祠的对联："能攻心则反侧自消，从古知兵非好战；不审势即宽严皆误，后来治蜀要深思！"中医治病亦如治蜀，师父鞭策我们要时刻反思。

师父的魅力和光辉可见一斑。三生有幸得师父不弃，收留门下教诲，定时刻努力精进，学习师父成为一道光，照亮更多人。用强大的文化自信、严谨的理法方药帮助患者战胜疾病。发大慈恻隐之心，普救含灵之苦！

（张　晓）

2020年9月21日　星期一　阵雨

## 风邪入里成瘤说　如今又有新证佐

下午还没到上班时间，已经有很多患者在门口排队挂号了，我挤过人群时听见一位外地口音的姐姐利落地说着什么，听起来干练有力，抬头一看，这不是前几天来找师父看病的贵阳的医生姐姐么，她看起来比第一次来时有气无力的样子可好多了！

卢女士，50岁。2020年9月16日初诊，体检发现宫颈腺癌，手术切除后18个月，肺转移4个月，放疗25次，化疗第13次，肺转移完全控制。恶风恶寒明显，开冰箱如触电，自觉寒邪入骨，有汗。形体消瘦，面色如常，精神尚可，气力不足，说话费力，吃东西喉咙有异样扩大感，眠差，耳鸣，视物模糊有分泌物。坚持中药艾灸。偶尔尿失禁，大便正常，食欲减退，皮肤瘙痒，肘膝关节多个圆形皮损，银屑病2003年起病，五六年前复发，初期化疗后瘙痒及皮损消失。自述半年前所有食物入口都很香甜，如土猪肉，持续两月余。

当患者描述到感到饮食香甜时，只见师父两眼放光、异常兴奋，赶紧找出《金匮要略》原文："百合病者，百脉一宗，悉致其病也。意欲食复不能食，常默默，欲卧不能卧，欲行不能行，饮食或有美时……"多年来，师父一直在思考"饮食或有美时"为何意，临床上也没能对上号，今天在这位本来不十分信任中医的医生面前，竟然来"照本宣科"，击节感叹，"这就是百合病这段话的生动体现"。不仅拉近了百合病与肿瘤的关系，也从恶风、喉咙、耳朵、眼睛等异常表现中印证了陈修园所引古医言：风"中脏腑多滞九窍"的观点。师父在临床上带着问题全面问诊还真能"捕风捉影"。有些西医医生其实悟性也是极好的，当师父激动地读完这段话时，医患双方豁然开朗，诊室里突然读书声、感叹声、欢笑声，声声入耳！

肿瘤目前仍然是世界医学难题，不仅远期疗效不十分满意，病因仍然不清楚。

中医对肿瘤病因的分析有很多，今天的病例比较符合师父早前率先提出的"风邪入里成瘤说"。《灵枢·九针论》"四时八风之客于经络之中，为瘤病者也"是风邪致病的经典论述。今年疫情期间师父在给几百位弟子直播讲解《医学三字经》时再次讲到"风为百病之长，中脏多滞九窍……"，《素问·风论》《金匮要略》五脏风寒积聚篇，都说明了肿瘤的产生是风邪为主的多种因素交织纠结所致。

当然病情越久，病因也会更加错综复杂。这时师父又讲了他小时候经常在太姥爷守护的药王庙前玩耍，门口有副对联："天下药治天下病，无病不能治；天下人除天下灾，无灾不能除！"纵然病因千头万绪，我们只要抓住主要矛盾，就算是一团乱麻也能慢慢解开。

结合卢女士声低气怯，舌淡胖有瘀点，脉弱。

辨病：癥瘕。

辨证：风邪入里，寒痰凝结。

治法：祛风散邪，化痰散结。

方选：桂枝汤加味（颗粒剂）。

| | | | |
|---|---|---|---|
| 桂枝2包 | 白芍1包 | 肉桂2包 | 生姜4包 |
| 大枣6包 | 炙甘草4包 | 赤芍1包 | 防风2包 |
| 党参2包 | 山药2包 | 五味子2包 | 山茱萸2包 |
| 菊花2包 | 佛手2包 | 川贝母2包 | 浙贝母2包 |
| 醋鳖甲2包 | 巴戟天2包 | 蜂房2包 | |

7剂，日1剂，冲服。

2020年9月21日复诊：补述第14次化疗。服药4剂，耳鸣好转，气力好转，恶风寒稍减轻，皮肤不痒（自述与注射地塞米松有关），尿仍失禁。处方加淫羊藿2包，西洋参1包，颗粒剂共7剂，日1剂。

对患者的病情分析，师父引经据典、娓娓道来，辨病处方有理有据，让一位资深的西医医生对祖国的中医文化有了全新的认识，让一位被病魔折磨得走投无路、生无可恋的患者树立起了极大的信心！卢医生被师父的仁心仁术深深折服，激动之余微信有感："真正的国宝级大师——王三虎教授：医者，我们一直在路上！""名气大大，却非常谦虚。从我入门开始怕冷，亲自帮我关空调，从我说出症状，马上引出古医书的论证，特别说道：我曾食物之后感到口腔中非常美味，有回味土猪肉味的感觉，甜甜的回味无穷的感觉……百合病中（张仲景）提到过，他一直没有验证，也无法理解，教授从医50多年来，我是第一个说到此症状的患者，再一次证明古医者张仲景之伟大！教授提到百合病应为多系统疾病，马上让我想到漏掉的重要信息，就是银屑病反复发作（风邪所致皮肤痒），教授从古书看到'百合病见于阴者，以阳法救之，见于阳者，以阴法救之'，我也联想到，前些日子第5次化疗后出现尿失禁，就诊了一位80多岁的老中医先生，他开的处方中就用到了'菊花、洋参'，当时我就纳闷：我这么体寒，是肾阳虚，怎么还用寒性药呢？教授对学术之认真、之执着让我钦佩及学习，工匠精神之体现，真正的国医之传承人……有教授这样的医者，定能把祖国的中医瑰宝发扬光大！"

在师父的带领下，我们将不断揭开经典经方中的密码，为更多患者带来福音！中医抗癌，我们在路上，必定斗志昂扬，不懈努力！

（张　晓）

2020 年 9 月 22 日　星期二　晴

## 众里寻师千百度　他在医学阑珊处

知道王三虎老师，是从恩师方土福先生那里。方师是研究人参和名贵中药材的专家，他很关注临床善于运用人参的中医专家。方师打听到，西安的王三虎教授擅长用人参治疗癌症，不像其他中医大夫临床喜用党参或太子参代替，且有"人参抗癌论"的文章和观点。方师曾专程四次到古城西安和广西柳州拜访王师，两人一见如故，相谈甚欢，相见恨晚，聊起人参没完没了，感叹这么好的药，临床中医怎么就不用呢？

方师向我介绍到西安拜访王师的情况，说王师是伤寒专业出身，擅长用经方治肿瘤，临床擅用人参抗癌，治胃癌用半夏泻心汤，而且提出了许多系统的理论观点用以指导临床，是既有理论观点又有实战经验的临床大家。其理论观点如"肺癌从肺痿论治""大肠癌从肠痈论治""寒热胶结致癌论""燥湿相混治癌论""风邪入里成瘤说"等，这些既似曾相识又耳目一新的观点，把我听得异常兴奋。王老师把这些古代先贤用以指导治疗一般性疾病的理论观点，明确提出作为指导肿瘤疾病治疗的理论观点，在中医肿瘤界绝对是开创性的贡献，是第一人！

这些观点的明确提出，如实反映了肿瘤疾病的极端复杂性和难治性，符合当今肿瘤临床的实际情况。更重要的是，这些观点的明确提出，让几十年来，中医肿瘤界苦苦探索的治疗思路从模糊认识一下清晰起来，终于把这一层朦胧的面纱揭开了。几十年来，大家一直在苦苦探索，临床中也或多或少地在实际运用，但却没有人真正如此清晰、明确、系统提出来！这才是真正的中医治疗肿瘤的道路，这才是我苦苦追寻的中医治肿瘤的正确道路！这才是我真正要寻找的老师呀！

当时恨不得马上见到王师，觉得自己有好多好多的话要跟他说，有好多好多的问题要向他请教，有好多好多的疑惑要请他解答。无奈相距万里，关山阻隔，一时不能相见，甚以为憾！于是，我就在网上搜购王三虎老师出版的著作，搜集他发表的文章，以便对王师及其学术观点和思想有更多的了解！

至于我为何对中医治肿瘤情有独钟，还要从我2005年被江西中医药大学中医学专业录取时说起。家族中一位长辈得知我被中医学院录取，报的中医专业，她很高兴，说学中医好呀，中医很厉害，你以后学好了中医，如果能把癌症给攻克了，那就了不得了。当时长辈的一句不经意的话，却让我牢记在心。

到北京后，我有机会跟随中国人民解放军总医院的几位老师学习，发现门诊和住院的肿瘤患者都很多，都是从全国各地来的，而且各个系统的肿瘤都有。有一位老师的一位老患者，身上有四种癌，一直坚持吃中药，已经七八十岁，身体还很好。肿瘤也几乎成了每个医生每天都会遇到的常见病、多发病了，大家也不再谈癌色变，而是积极应对和治疗，患者本人即使知道自己身患癌症，也不那么恐慌了。

因为，在他们的身边时常就能听到谁谁谁得什么什么癌症了，西医治疗除了手术、放疗、化疗、靶向治疗等手段之外，也没有好的办法，而且这些治疗手段往往又有很多很多的副作用。所以，很多患者除了采用西医的方法治疗外，往往求助于中医，甚至于有很多有胸怀和见识的西医大夫会推荐患者去找中医治疗。而在中医界，大家也更多地研究和关注中医如何治疗肿瘤！

看到这种情况，我就多方打听和了解在北京乃至全国擅长治疗肿瘤的中医专家，搜购他们出版的著作或发表的文章。了解到的情况是，在北京较早开始研究中医治疗肿瘤的有广安门医院的余桂清、段凤舞、张岱钊等前辈，有宽街中医院的郁仁存前辈，而且还听恩师说起，他那时还经常邀请郁仁存教授、段凤舞教授会诊，所以和郁老、段老很熟。后来在世界中医药学会联合会肿瘤经方治疗研究专业委员会上遇到郁老，我提起方老师，郁老很高兴，让我代他向方老师问好，我们还合了影。

了解到的另一个情况是，老一辈的这些专家和后来他们的弟子，如朴炳奎、孙桂枝、林洪生等，大多都是西学中出身，更关注于中药抗癌的有效成分研究，走的是中西医结合治疗肿瘤的道路。广安门医院还专门成立了肿瘤实验室，发现有很多中药都有抗癌作用，如白花蛇舌草、半边莲、半枝莲、薏苡仁、猪苓等，走过了清热解毒、以毒攻毒、扶正祛邪的道路。这些道路的有益探索，也确实让大家看到了中医治疗肿瘤的良好效果，但也有很多治疗效果不理想的。当然，肿瘤本身也是复杂的、难治的，我也从这些专家身上学到了很多。

通过一段时间的了解和学习，我在脑海中不断思考着，也疑惑着，这样的一种治疗的思路：根据患者的基本情况，开一个基础方，再加上一些有抗癌成分的中药。这种思路，是一种有益的探索，有疗效，有成绩，值得称赞，但作为一个中医学专业的临床医生，我希望用到更多的是中医思维，而不是这种西医学中的思维！于是，好长一段时间，我就一直反复在脑海中问自己，难道除了这种中西医结合的思路，就没有纯正的中医思维的路子了吗？纯正的中医思维的路子能治疗肿瘤吗？

直到后来知道王三虎老师，了解他用经方治疗肿瘤的思路，我的这些疑问才得以冰释，我知道这才是我应该走的路！

王三虎老师常说，机会是垂青于有准备的人！后来在北京召开的世中联中医肿瘤经方治疗专业委员会成立大会，聘请王三虎老师为副会长。会上王老师做了《肿瘤可从六经论治》的主题演讲。老师那军人的气质，敏捷的思维，出口成章、引经据典的才华，神采飞扬、眉飞色舞的神态，新颖的学术观点，振聋发聩的学术思想，听得在场的人无不激动兴奋，场下响起一阵阵雷鸣般的掌声！我也当场被震撼，惊叹不已！会后，我找到王老师，和他聊了很久，收获良多。后来我又联系中医书友会的蔡仲逊师兄和王老师会面，这次会面，也对后来王老师经方抗癌的学术思想在全国的推广起了一定的推波助澜的作用。

或许是上天的有意安排，后来我的母亲患上了早期结肠癌，做了手术，术后恢复不错。但作为儿子的我，还是不放心，希望母亲坚持吃一段时间中药，于是，我就和家人商量，准备带母亲到西安找王三虎老师看诊。我从北京出发去西安，哥哥带着母亲从老家出发去西安。到了西安，王老师给母亲看完以后，开了《千金》三物黄芩汤加减的方子。王老师实际临床运用的，也是他书中所写的。这次到西安看病的机会，也是我难得的学习机会。于是，我向王老师提出："我能不能在西安跟您几天门诊，以便零距离感受王老师真实的临床？"看到我的热情好学，王老师很高兴，爽快地说："当然可以呀！"于是，当天我就身穿白大衣坐在了王老师的身边，就这样开始了我的首次西安学习之旅。

王师门诊主要是肿瘤患者，但时常也有普通患者来就诊。遇到普通患者，老师就说："小伙子，你来看，我出去一下！"过一会，老师回来说："小伙子，怎么样，用什么方儿？"我就如实回答，用什么方儿，我是怎么考虑的。如果可以，老师就说，你开方子吧！我就坐到老师的位置上开始打处方。如果和老师想得不一样，老师就说："我不是这样认为的，我考虑的……"

其中让我印象深刻的，是一次在西安市中医医院国医堂门诊，来了一个小姑娘，十三四岁，妈妈带着来的，就说肚子疼，疼得厉害了就呕吐。老师说，你看吧，我出去一下，又跟患者说，让我这个学生先看！我先把脉，脉弦细滑数，又看看舌头，舌尖红明显，综合舌脉，我心想就是个丹栀逍遥散证呀。刚看完，没一会儿，老师回来了，进门就问："怎么样小伙子，看得怎么样了，用什么方？"我说："舌尖红，脉弦细滑数，是个丹栀逍遥散证，我用丹栀逍遥散。"

老师说，我来看看，老师看完舌，把完脉说："我看是个典型的黄连汤证，舌红是上有热，腹痛是下有寒，呕吐是黄连汤证的典型症状，这是典型的一个上热下寒的黄连汤证。"老师这么一说，我恍然大悟，还真是，怪我自己对黄连汤不熟悉。老师说，"你看看黄连汤的原文是怎么说的，《伤寒论》第173条'伤寒，胸中有热，胃中有邪气，腹中痛，欲呕吐者，黄连汤主之'，这不就是典型的上热下寒、寒热胶结吗？黄连汤就是半夏泻心汤的变化方，因为有寒，有呕吐，所以以桂枝易黄芩，温中散寒止痛，平冲降逆止呕，一物多用。"真是惊叹仲师用方用药之巧妙绝伦，一药之易，竟别有洞天！

后来，又遇到一位老师的老患者，一个小孩儿，十来岁，有白血病，一直找老师治疗，老师用犀角地黄汤加减，效果一直挺好，病情稳定，但偶尔还是有鼻出血。老师看完后，突然问我："小伙子，你有什么想法，有啥好建议？"当时真是受宠若惊，压制住心里的激动，我笑笑说："老师能不能合用升降散，发散血分郁火？"老师一听，说："很好，对的，合上升降散！"我心里当时在想，像王老师这样的名医大家，居然会问学生的意见和看法，这是多么宽广的胸怀呀！在全国各地，我也跟随了很多老师学习，但像王老师这样不耻下问、提携后学的老师，就遇到这么一位！

感恩遇到王老师！跟王老师学习不仅学的是医术，更学的是医道！

（张　强）

2020 年 10 月 5 日　星期五　晴

## 胃癌肝转腹水消　经方抗癌显奇效

今天上午，西安天颐堂中医院，王三虎教授诊室迎来一位特殊患者，也是大家感到惊奇而又惊喜的患者，他就是两个月前开始服王教授所开中药的胃癌肝转移伴腹水的患者杨某。今天是他第三次复诊。刚进诊室，他的儿子激动的心情难以平复下来，一连串地说："太好啦，太神了！太好了，太神奇了！腹水没有了，一点也没有了。我们当时不敢相信，连做B超的医生都不相信自己的眼睛，后来找了五家B超单位反复验证，都说腹水没有了，才相信腹水真的没有了。"他儿子说到这里，王教授幽默而优雅地说，"有那么神奇吗？""效果是当然的"——他儿子连忙接着说，"是真的！这里有B超检查结果，我们谢谢你了！"

他是2020年8月3号初诊于王教授门诊，当时情况是胃癌肝转移，胃脘不适，食少，乏力，B超示肝内多发低密度结节病灶，门腔间隙淋巴结肿大，疑似转移病灶，腹腔积液。王教授当时用半夏泻心汤加味。

| 姜半夏15克 | 黄连10克 | 生黄芩10克 | 干姜10克 |
| 大枣30克 | 生晒参12克 | 炙甘草10克 | 浙贝母15克 |
| 海螵蛸20克 | 麦冬30克 | 滑石粉10克 | 百合30克 |
| 炒枳实15克 | 冬凌草15克 | 守宫12克 | |

2020年9月4号复诊：服药有效！病情未再进展，仍有腹水。王教授认为，辨病辨证没错，效不显因量不足，将上方麦冬改为40克，百合改为50克，余药同前。

| 姜半夏20克 | 黄连10克 | 生黄芩10克 | 干姜10克 |
| 大枣30克 | 煅瓦楞子30克 | 炒枳实15克 | 冬凌草10克 |
| 守宫12克 | | | |

患者第二次服药1周出现面疖，逐渐演变成面赤如锦。

今日复诊，患者及家人如此高兴，我等弟子们也感到荣光四溢。患者仅化疗过一次，后来都是以王教授所开的中药治疗。患者今日面赤如锦，王教授说："面赤斑斑如锦纹，升麻鳖甲汤主之。这是热毒外散的充分表现，也是邪毒外泄的征象，是好现象。"现感脸胀，咳，舌红苔厚，脉滑。本次B超复查腹水消失，肝脏肿块消失。王教授辨为热毒外泄，上方加升麻30克，鳖甲20克，杏仁10克。

| 姜半夏20克 | 黄连10克 | 生黄芩10克 | 干姜10克 |
| 大枣30克 | 生晒参12克 | 炙甘草10克 | 浙贝母15克 |

| 海螵蛸 20 克 | 麦冬 40 克 | 滑石粉 10 克 | 百合 50 克 |
| 煅瓦楞子 30 克 | 炒枳实 15 克 | 冬凌草 30 克 | 守宫 12 克 |
| 升麻 30 克 | 醋鳖甲 20 克 | 炒杏仁 10 克 | |

王教授虽是中医肿瘤专家，但他看肿瘤根本不把目光只盯着肿瘤本身，而是把心思放在寻找病机证候上，阴阳平衡，阴平阳秘，其病自愈。用寒热胶结、燥湿相混、风邪入里致癌论作为辨病辨证论治的三大法宝，以经方为主，精简潜方施治，效如桴鼓，实非一般大医而为之。真是胃癌肝转腹水消，经方抗癌显神效啊！令人赞叹！敬仰！

（吴华生）

## 2020 年 10 月 15 日　星期四　晴
## 两个肠癌方不同　感悟《神农本草经》

早就听闻师父在北京开诊，今日得空来到师父于北京坐诊的三溪堂中医门诊部跟诊学习。该门诊部汇聚了很多全国知名肿瘤专家，师父虽然在这里是第二次上门诊，也如同其他地方一样火爆。当日接诊了 20 余位患者，其中我们印象最深的是两位直肠癌患者，师父用不同的思路，不同的治法，针对同一种癌症。

事情是这样的，在接连诊治了几位新患者后，一位老人步态轻盈地走进诊室，他已近 90 岁高龄，是北京师范大学的教授，在北京随师父就诊 4 次，已然成为师父的忠实粉丝。而我们特别幸运，能见证这第五次诊疗。

该患者罹患直肠癌 16 个月，未进行手术治疗。在 2020 年 9 月 15 日的病历上可见，当时每日大便十余次，便黏液且带血，舌暗红，苔薄，脉结代。师父给出的病名是脏毒；辨证是风邪入里，湿热成毒，气血郁滞；方选白头翁汤合葛根芩连汤、槐角丸。

| 白头翁 20 克 | 黄连 12 克 | 黄柏 12 克 | 秦皮 12 克 |
| 葛根 30 克 | 黄芩 12 克 | 甘草 12 克 | 乌梅 30 克 |

麸炒椿皮 30 克　　防风 12 克　　　　荆芥 12 克　　　炒槐米 20 克

仙鹤草 50 克　　　人参 12 克　　　　马齿苋 30 克　　当归 10 克

木香 10 克　　　　薤白 15 克　　　　地榆 20 克

该患者服药后，大便减少 7～9 次 / 日，大便黏液消失，偶有带血，舌淡红苔薄，脉沉。患者自述，以前只要早上喝牛奶、晚上喝酸奶，腹泻次数就多，现在停用牛奶和酸奶后，虽大便次数多，但多成形。师父听此，戏言道："牛奶是牛喝的，所以人喝了容易拉肚子。"全场皆笑。

后患者说到大便有点憋不住，师父遂加山药 20 克，黄芪 15 克，佐前方之人参，加强补脾益肾之作用，再服 26 剂。在即将完诊之际，老者更言道，今天来到师父这里，原本上午要频繁奔波于厕所的，现一直都能忍着，在进诊室之时，竟毫无便意，师父笑言道："您来到我这里，就能精神振作啦！"

而在这个老者之后没多久，来了一位 80 余岁的婆婆，便血一年半，发热 6 个月，皮肤红斑瘙痒，西医诊断为红斑狼疮，患直肠癌 4 个月，化疗 3 次。

刻诊：大便难，口干，乏力，胃部有冷感，不得碰冷的东西，皮肤瘙痒，胸憋闷，吐泻，输康莱特注射液则午后发热，可自退，但发热时左侧牙疼伴头痛，舌红少苔。当提及肤痒时，师父脱口而出道："我提出寒热胶结致癌论，那这寒和热咋来的？当然我们可以以吃的寒热啊、受的寒热啊来解释，但其实《内经》有一句话就说过：'风成为寒热。'（后查证原文出自《素问·脉要精微论》）"

随后师父又补充道："枳实我就常常用来治疗肠风，为什么能治风呢？因为《神农本草经》就提到过，枳实主治大风在皮肤中，如麻豆苦痒，除寒热，热结……你看，'风成为寒热'，这个枳实能除寒热，这不是《中药学》教材能学到的。我家乡药王庙门口就写着'天下药治天下病，无病不能治，世上人除世上灾，有灾便可除'。什么病就得用什么药啊，所以《神农本草经》不能丢啊，我们都是在学习的路上，你看，这个药的作用刚好能针对这个人的症状，身体出红斑，皮肤瘙痒，也是风邪，前面也提到枳实能治如麻豆苦痒，这很是典型啊，也和我的'风邪入里成瘤说'相当契合。"

随后师父出方：

| | | | |
|---|---|---|---|
| 生地黄 60 克 | 苦参 12 克 | 黄芩 12 克 | 防风 15 克 |
| 荆芥 15 克 | 枳实 30 克 | 白芷 12 克 | 细辛 6 克 |
| 石膏 30 克 | 干姜 12 克 | 人参 12 克 | 白术 12 克 |
| 茯苓 12 克 | 炙甘草 10 克 | 柴胡 12 克 | 地榆 30 克 |
| 槐花 20 克 | 天花粉 20 克 | 肉桂 9 克 | |

26 剂。

师父的一席话让我们的思路顿时得到了升华，再次验证了"风为百病之长"这一句话。师父熟读经典，引经据典，信手拈来，着实让人心生佩服。《神农本草经》与《伤寒论》两者需要相结合，我们方能读懂仲景之用药，才能更好地研习经方。

（马　宇　黄育浩）

**黄育浩简介：** 中医执业助理医师。2011 年本科毕业于成都中医药大学中药学。2014 年师承于成都中医药大学文昌凡教授。2018 年加入巴蜀伤寒学派邓陈马流派研究室。2019 年成为王三虎教授秘传弟子，2020 年取得传统医学医术确有专长证书。2021 年通过全国中医执业助理医师考试。

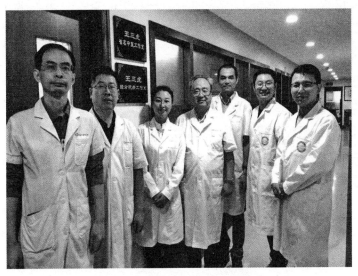

图 2　学生随王三虎教授出诊 2

2020 年 10 月 27 日　星期二　晴

## 肝癌肺转莫慌张　先肝后肾有经方

牟某，男，61 岁，2019 年 7 月 8 日黄岩中医院初诊。

主诉：肝癌 6 年，肺转移两个月。

现病史：2013 年体检查出肝癌伴肺转移，介入、HIFU 刀、射频治疗，口服化疗药 2 盒，术前甲胎蛋白 5ng/mL。2019 年 5 月 7 日胸部 CT：两肺多发结节（6mm）。食管静脉瘤、慢性浅表性胃炎、胆囊息肉、颈动脉硬化、高血压、糖尿病史。

刻诊：纳寐可，小便调，大便质稀。偶有背痛，牙齿松动，自诉偶有结膜充血。

辨病：肝癌肺转。

辨证：肝胃不和，痰瘀互结，肾虚火旺。

治法：疏肝和胃，化痰祛瘀，补肾泻火。

处方：小柴胡汤加味。

| | | | |
|---|---|---|---|
| 柴胡 12 克 | 黄芩 12 克 | 姜半夏 12 克 | 枳实 12 克 |
| 竹茹 12 克 | 党参 12 克 | 丹参 30 克 | 瓜蒌 30 克 |
| 金钱草 30 克 | 杜仲 15 克 | 知母 12 克 | 黄柏 12 克 |
| 生地黄 30 克 | 石膏 30 克 | | |

2019 年 10 月 13 日复诊：隔日服药 1 剂。精神气色可。偶咳胸闷。舌红，苔薄中裂，脉滑。处方：上方加海浮石 30 克，厚朴 20 克，海蛤壳 30 克。患者的肝癌已经侵犯到肺，自然治疗也要顾及肺。海浮石化顽痰，轻入肺，也是王教授治疗肺癌的自拟方海白冬合汤中的主药。厚朴善化凝结之气，散凝结之痰，是一味和解、祛邪于外、分解正邪的代表性药物。

2020 年 4 月 18 日三诊：左下胸偶有疼痛，偶有咳嗽，少痰。舌淡胖偏红，苔白偏厚，脉滑数（106 次 / 分）。面赤目赤，口糊，牙齿松动，大便稀，腰冷痛，腿麻，眠可。2020 年 4 月 18 日左肺下叶斑片状密度影，建议复查；肝右缘斑片状低密度影伴点状致密影，自行对照老片。处方：上方加交泰丸，黄连 10 克，肉桂 6 克，再加独活 15 克，骨碎补 20 克，补骨脂 12 克。

今日四诊：甲胎蛋白＜ 2ng/mL，口腔溃疡反复发作，腰酸腿软，头晕耳鸣，目红，心烦。视物模糊，牙齿松动。选方：交泰丸合十味肾气丸合二至丸。处方：

| | | | |
|---|---|---|---|
| 黄连 12 克 | 肉桂 6 克 | 桑椹 12 克 | 女贞子 12 克 |
| 墨旱莲 12 克 | 玄参 12 克 | 白芍 12 克 | 附片 6 克 |
| 生地黄 30 克 | 山药 15 克 | 山萸肉 15 克 | 牡丹皮 12 克 |
| 茯苓 12 克 | 泽泻 12 克 | 菊花 12 克 | 骨碎补 30 克 |

王教授主张中医治病不应过于强调辨证论治，而忽略辨病论治。随着时代的发展，一些西医学证据确凿的疾病也应纳入到中医病名体系之中，肝癌就是这样一种病，肝癌目前已经是中医临床诊疗术语疾病部分的标准病名。清代名医徐灵胎曾说过"一病必有一主方，一方必有一主药"。王教授认为小柴胡汤是肝癌早期的基础方。毫无疑问，小柴胡汤中的主药是柴胡，柴胡这味药是《神农本草经》中唯三味具有"推陈致新"作用的药材，也被王教授在讲课中多次提到。其余两味是大黄、芒硝。"推陈致新"就具有抗癌作用。

说到柴胡，王教授还讲过一味我们熟悉的止咳药——前胡，在《名医别录》中，前胡也被认为具有"推陈致新"的作用，其被叙述主治"风头痛"，故王教授在治疗脑瘤中常常柴胡与前胡并用，来起到升清降浊的作用。在汉末至唐代记载的古方中，屡屡有柴胡与前胡互换的例证，一说前胡与柴胡实为一物异名，南北朝之后医家逐渐误为二种。有时也可用银柴胡与柴胡相互配伍使用。

癌症的病机往往是复杂的，而我们辨证及用药也需复杂。而患者接受一些放疗、化疗等治疗后，往往会影响证型，再加上久病及于肾，我们面对临床复杂的证候，一定要仔细辨证，有是证用是方。说到活血化瘀药，虽然有研究表明活血药是促癌的，但王教授认为如果患者明确出现了瘀血的证据，那么活血药也应该用，王教授常选用温和的丹参，其能起到全身的调节作用。

这则病例中，王教授辨证为肝胃不和，痰瘀互结，肾虚火旺，方选小柴胡汤加减，配伍石膏、知母、黄柏清热；杜仲、生地黄补肾；瓜蒌清肺；丹参活血；半夏、枳实、竹茹降气化痰。患者的肝癌已经侵犯到肺，自然治疗也要顾及肺。海浮石化顽痰，轻入肺，也是王教授治疗肺癌的自拟方海白冬合汤中的主药。厚朴善化凝结之气，散凝结之痰，是一味和解、祛邪于外、分解正邪的代表性药物。

四诊患者出现了口腔溃疡反复发作、腰酸腿软、头晕耳鸣、目红、心烦、视物模糊、牙齿松动的症状，肾虚火旺的症状突出，可见主要矛盾已经改变，故治疗重点也应随证改变，正是"观其脉证，知犯何逆，随证治之"。故改方为交泰丸合十味肾气丸合二至丸。十味肾气丸出自《备急千金要方》，由八味肾气丸加上白芍、玄参组成。十味肾气丸治疗肾阳虚型、虚火上炎的口腔溃疡，已经是王教授临床上十分常用的方子，同时它还是一首治疗舌癌的好方子，王教授曾说过，越是习以为常的方子，越是要熟悉。

（张滨佳　黄岩中医院中医师）

2020 年 11 月 5 日　星期四　晴

## 派杰氏病罕见癌　跟诊名医眼界开

我的师父王三虎教授是国内有名的抗癌专家，陕西和广西名中医。我有幸拜王教授为师，连续跟诊半年余，耳闻目睹的肺癌、胃癌、膀胱癌、胰腺癌、肝癌、大肠癌、肝癌肺转移等癌症，在师父这里都是常见病、多发病。"把根留住"是师父挂在嘴边的一句话，经他治疗带瘤生存十年二十多年的大有人在。师父不但治疗常见癌症效果好，对罕见的癌症，出奇制胜的治疗效果，更让我这个来自基层医院的医生大开眼界。接下来，我想与同道分享一例特殊而罕见的癌症病例，希望能起到抛砖引玉的作用。

在西安市莲湖区西华国医馆，一对老夫妇相互搀扶笑容满面地走进就诊室，老妇人一开口就说："王大夫，您真是名神医啊！我老伴的病越来越好了，以前天天烦躁跟我吵架，现在连脾气都好多了。"老先生更是抑制不住内心的喜悦，连声说："王大夫我真是太感谢您了！"

这是一位派杰氏阴囊癌患者。张某，男，71周岁，今天是第六次复诊。患者一年多前无明显诱因出现阴囊瘙痒，皮疹，有渗出，红肿热痛，到过多家医院求治，均按湿疹治疗，一直没有效果。2020年5月18日，确诊为皮肤派杰氏病——阴囊湿疹样癌。因年岁已高，不愿接受西医手术和放化疗，后经他人介绍来到王教授门诊。

首诊时间是2020年6月4日，当时由老妇人搀扶老先生来到诊室。主述：阴囊痒、皮疹渗出一年多。患者诉阴囊部瘙痒，红肿脱皮，气味恶臭，走路时患处有摩擦的灼痛，伴烦躁易怒，口气重，二便正常，睡眠可。既往糖尿病史7年，一直在注射胰岛素。查体：面赤如醉，表情痛苦，阴囊部红肿，表皮破损糜烂，气味恶臭，舌暗红，苔薄黄，有裂纹，脉滑。西医诊断为皮肤派杰氏病。中医辨病为脏腑湿热，辨证为湿热弥漫三焦。师父用龙胆泻肝汤、犀角地黄汤、三物黄芩汤加减，矾石丸外用。处方：

| | | | |
|---|---|---|---|
| 龙胆草12克 | 生栀子12克 | 黄芩12克 | 生地黄50克 |
| 车前草12克 | 泽泻10克 | 木通6克 | 甘草12克 |
| 柴胡12克 | 水牛角30克 | 赤芍30克 | 牡丹皮30克 |
| 苦参30克 | 滑石15克 | 马齿苋60克 | 土茯苓30克 |
| 防风30克 | 地肤子20克 | 苍术12克 | 薏苡仁30克 |
| 黄柏15克 | 大黄10克 | 肉桂10克 | 五味子10克 |
| 茯苓30克 | | | |

28剂，水煎服，每日1剂。

外用：白矾10克、杏仁10克、黄柏30克、鸦胆子30克，水煎外洗患处。师父说，这个患者的病临床症状表现虽然不是很严重，但治疗起来十分棘手。

2020年7月2日，第二诊，患处溃疡稍有减轻，大便稀，面赤减，心情比初诊时略有好转，舌红，苔厚白，脉滑。效不更方。一诊方加土茯苓50

克，滑石 20 克。30 剂，水煎服，每日 1 剂。

2020 年 9 月 3 日，第四诊，患者自述疼痛大减，心烦易怒明显减轻，阴囊溃疡面积约缩小三分之二，患处仍有瘙痒，较多分泌物，气味恶臭。舌红苔厚，脉滑。师父处方：

| | | | |
|---|---|---|---|
| 龙胆草 12 克 | 生栀子 12 克 | 黄芩 12 克 | 柴胡 12 克 |
| 生地黄 50 克 | 车前草 30 克 | 泽泻 30 克 | 甘草 12 克 |
| 当归 12 克 | 水牛角 30 克 | 赤芍 30 克 | 牡丹皮 30 克 |
| 苦参 20 克 | 马齿苋 50 克 | 滑石 20 克 | 土茯苓 50 克 |
| 防风 10 克 | 地肤子 30 克 | 苍术 20 克 | 白薇 10 克 |
| 生薏苡仁 30 克 | 黄柏 15 克 | 肉桂 10 克 | 茯苓 30 克 |
| 五味子 12 克 | 黄连 10 克 | 党参 12 克 | |

30 剂，水煎服，每日 1 剂。

外用药：黄芩 100 克，黄柏 100 克，滑石 100 克，青黛 100 克，打细粉外用患处。

2020 年 10 月 1 日，第五诊，患处溃疡面缩小，疼痛不明显。大便有时稀，小便可，食可。舌红，苔薄黄，脉数。师父依据《神农本草经》的记载，升麻"主解百毒，辟温疾、瘴邪（一作瘴气邪气）"，贯众"主腹中邪热气，诸毒，杀三虫"，内服药在上方基础上加升麻 30 克、贯众 30 克。30 剂，水煎服，每日 1 剂。

今天患者心情很好，有说有笑，与初诊时满脸痛苦表情判若两人。患处仍瘙痒，病灶明显缩小，无疼痛感，溃疡面处基本愈合，无渗出，基本没有分泌物。舌红，苔薄，脉滑。守原方，加蒺藜 20 克、独活 15 克，以祛风止痒。师父说：皮肤瘙痒就是风邪入里成瘤的突出表现。内服处方：

| | | | |
|---|---|---|---|
| 龙胆草 6 克 | 生栀子 15 克 | 黄芩 15 克 | 柴胡 12 克 |
| 生地黄 50 克 | 车前草 30 克 | 泽泻 30 克 | 甘草 2 克 |
| 当归 12 克 | 水牛角 30 克 | 赤芍 30 克 | 苦参 20 克 |
| 马齿苋 50 克 | 滑石 15 克 | 土茯苓 50 克 | 防风 15 克 |

| 地肤子 30 克 | 苍术 20 克 | 生薏苡仁 30 克 | 黄柏 15 克 |
| 肉桂 10 克 | 党参 12 克 | 贯众 30 克 | 升麻 30 克 |
| 白蒺藜 20 克 | 独活 15 克 | | |

26 剂，水煎服，每日两次。

外用处方：黄连 100 克、黄芩 100 克、黄柏 100 克、青黛 200 克、苦参 100 克、白蔹 100 克、蛇床子 100 克，研细末外用患处。

**按语：** 派杰氏病（Paget's disease）又称湿疹样癌，分为乳腺派杰氏病和乳腺外派杰氏病，乳腺派杰氏病多发于乳头乳晕，乳腺外派杰氏病发于外阴、阴囊、腹股沟处。阴囊皮肤湿疹样癌，又称阴囊炎性癌，临床发病率非常低，早在 100 多年前，西方学者开始报道，早期西医首选手术，如果到了后期，则预后极差，而且对化疗、放疗都不敏感。派杰氏病是一种稀有的恶性皮肤癌。阴囊湿疹样癌多发生于老年男性，西医治疗以手术为主，但切除复发率较高，需要再切除，这种反复多次手术给患者带来了巨大痛苦。

本例派杰氏病（阴囊湿疹样癌），属于中医的脏腑湿热范畴，为肝经湿热循经下注阴部，湿热凝集化瘀成毒。师父治疗上用龙胆泻肝汤清利肝经湿热，犀角地黄汤清热解毒、凉血散瘀，三物黄芩汤养阴清热。龙胆泻肝汤在《医宗金鉴》的方解为"胁痛口苦，耳聋耳肿，乃胆经之为病也；筋痿阴湿，热痒阴肿，白浊溲血，乃肝经之为病也。故用龙胆草泻肝胆之火，以柴胡为肝使，以甘草缓肝急.佐以芩、栀、通、泽、车前辈大利前阴，使诸湿热有所从出也。然皆泻肝之品，若使病尽去，恐肝亦伤矣，故又加当归、生地黄补血以养肝。盖肝为藏血之脏，补血即所以补肝也。而妙在泻肝之剂，反作补肝之药，寓有战胜抚绥之义矣"。

犀角地黄汤配伍赤芍、牡丹皮泄热散瘀，寓有"凉血散血"之意，正如叶天士所谓："入血就恐耗血动血，直须凉血散血。"至于三物黄芩汤，师父曾说："我拾到的一个宝贝，生地黄清热凉血解毒滋阴，黄芩既能清实热又能清湿热，还能清虚热，也能清血热，再加上苦参清热燥湿，而苦参的燥性被生地黄制约，所以三物黄芩汤是治疗大肠肿瘤的基本方。"耳闻不如眼见，临床跟诊名师，获益良多，我不仅体会到师父的立方严谨，组方灵活，治疗常见病及各种癌症的妙手回春，也亲眼见证了师父在治疗临床罕见疾病中收获的神奇疗效。

（刘　颖）

**王三虎教授点评：**

该患者坚持服药，取得了一定疗效，但药味多，经济负担重，服药时间长，患者的耐心受到考验。恰逢这几个月来，我们对百合狐惑阴阳毒病反复探讨，多有心得和效验，在2021年2月、3月的处方中已经加入百合地黄汤、升麻鳖甲汤之意。效果虽有，仍不能尽如人意，4月来诊，徘徊不定之时，我们毅然决定改弦易辙，从百合狐惑阴阳毒辨治，以百合地黄汤、甘草泻心汤、升麻鳖甲汤、赤小豆当归散为方。

升麻20克，鳖甲10克，当归12克，滑石20克，生地黄30克，赤小豆30克，甘草12克，黄连10克，黄芩12克，法半夏12克，干姜10克，大枣30克，百合30克，党参10克，花椒5克。25剂。

2021年5月6日，夫妻喜笑颜开而来，不仅药量大大减少，口味较前改善，费用降低多多，更重要的是效果特别明显，疮面缩小，食欲变好。乃加前胡20克，下气行水，推陈致新。这是我们对柴胡充分运用后最新感兴趣的药物，希望病遂人愿，天不负我。

2020年11月6日　星期五　晴

## 脑瘤术后发癫痫　三大经方非等闲

在跟师的这半年时间里，我不仅看到了很多肿瘤患者起死回生，而且也经常碰到四处求医不治的奇病怪病，真是让我们青年医生大开眼界。中医出奇的疗效，以前都是在古书中才有记载，现如今在师父身旁跟诊，日日都见。记忆中羊角风就是不治之症，对于这病的认识，第一次还是我初中同学患有此病，上课时突然上肢晃动，倒地不起，口吐白沫，把我们和老师吓得不知所措，长大后才知道这羊角风就是癫痫病，确是疑难病，在西安跟诊期间已见十余例患者经服师父中药获效。今日就见到一个患者家属，拿着家乡特产应季水果登门致谢。

宋某，25岁，2020年7月1日首诊，诉脑瘤术后3个月，癫痫发作1个月3次。刻诊，舌红苔薄黄，脉弦，食亢，头晕头痛，目光呆滞，言语迟缓。师予处方：柴胡桂枝汤、侯氏黑散、风引汤合方12剂。

| 柴胡12克 | 黄芩12克 | 姜半夏12克 | 红参12克 |
| 甘草10克 | 桂枝12克 | 白芍12克 | 生石膏40克 |
| 菊花60克 | 生白术10克 | 细辛6克 | 茯苓10克 |
| 煅牡蛎10克 | 桔梗10克 | 防风15克 | 枯矾5克 |
| 当归10克 | 川芎10克 | 生大黄6克 | 生龙骨10克 |
| 滑石10克 | 赤石脂10克 | 紫石英10克 | 鱼脑石30克 |
| 生姜4片 | 大枣6枚 | | |

嘱咐患者：①前20剂药加白酒一杯。②服药前60天冷食，忌鱼、肉、大蒜。

2020年7月14日第二诊：病情稳定，唯右上下肢乏力，守方继服，上方加黄芪30克，30剂。

2020年8月13日第三诊：病情渐有恢复，近来大便干，带血，上方不变加槐米20克，30剂。

2020年9月10日第四诊：守方服药觉效果明显，病情好转，自7月份服药以来癫痫只有3次微小发作，且意识清醒，大便仍干，上方不变易大黄10克。

2020年11月6日第五诊：患者诉，癫痫近来未再发作，观患者精神饱满，且对答如流，口齿清晰，一旁患者母亲看着儿子，高兴之情，溢于言表。赖患者家属送来的柿子，休息时我等有幸随师大快朵颐，师闻喜讯也甚是高兴，连吃 8 个，大夸好吃。

癫狂病多属痰热胶结，风邪所伤，痫者，发则昏不识人，卒倒无知，口噤牙紧，将醒时吐痰涎，甚则手足抽搐，口眼相引，目睛上视，醒后又如常人，心思清楚，此病外受风邪所伤，内有痰热堵塞经络，而发作有止，则痰未入心，而伏于心下，气动则发而上乘，气平则止而下退。此例，师以柴胡桂枝汤解少阳风火，引髓海伏邪渐渐外透；侯氏黑散，治"大风，四肢烦重"，师悟仲景原文以大剂量菊花醒脑开窍，继续加大剂量透邪；风引汤，除热痰痫，金石类药物安魂魄，合而共奏良效。尤其是师父一改往日不太强调忌口的习惯，严格按照侯氏黑散方后注要求患者，这既是取效的因素，也是学习经方的榜样。

（岳　元）

## 2020 年 12 月 2 日　星期四　小雨
## 三十二诊不寻常　经方抗癌共欣赏

和往常一样，每个月月初我们都会与来自全国各地的同门相聚于西安，聆听师父教诲。今天天空飘着细雨，路上行人三三两两，而我们进入诊室却需要穿过站在门口拥挤的求医者们，他们带着期盼的眼神等待着师父，伴随着一声一声温馨的"王教授好"，师父踏入诊室，开始了一天的门诊。今天有一位患者激动不已地当场演讲，好像给很多在场患者打了一剂强心针，顿时使人信心倍增。

袁女士，69 岁，2016 年年底确诊宫颈癌，未做手术，行靶向治疗及放疗。患者自述其母罹患胃癌，用纯中医治疗，得到了显著疗效，延长了寿命，这坚定了她选择中医治疗的信心，所以在 2017 年 1 月一出院便来到师父这里就诊。而这一次她刚坐定，就拿出近日的检查报告，高兴地说："王教授，太感谢您了，我在这里看了 4 年啦，全都挺好的，您看这是最新的报告，所有的指标都很正常。"我们一看，血象指标正常（除淋巴细胞计数），肝肾功能均正常，肿瘤标志物鳞状上皮细胞癌抗原：$0.72\mu g/L$，CT 无任何异常，彩超只显示轻度脂肪肝。

随后师父打开就诊记录，我们一数，这已经是她第 32 次就诊了，我们很是振奋，患者平安度过 4 年，而且指标如此漂亮。师父一查最早的处方，立即说道："当时肯定出现了放射性肠炎。""对，对，对，那时相当难受，又有脱肛，又有痔疮，还便血，在您这里吃了一个星期药，就好得差不多了。"我们定睛细看，原方如下。

| | | | |
|---|---|---|---|
| 姜半夏颗粒 1 袋 | 黄连颗粒 3 袋 | 黄芩颗粒 1 袋 | 党参颗粒 1 袋 |
| 生姜颗粒 1 袋 | 干姜颗粒 1 袋 | 大枣颗粒 1 袋 | 炙甘草颗粒 1 袋 |
| 乌梅颗粒 1 袋 | 肉桂颗粒 1 袋 | 葛根颗粒 1 袋 | |

我们会心一笑，这不就是师父最拿手的半夏泻心汤吗。师父说道："针对西医放化疗引起的副作用，其实中医能有效地解决它，你们看半夏泻心汤（加乌梅、肉桂、葛根）就能很好地治疗放射性肠炎，这都是临床经验累积下来的。"师父随即问患者："胃部有无不适？"患者回答说："吃您这个药，胃还好着呢，一直没出现过问题。"师父一笑道："那很不错，当时如果不是胃病多年，那就是用乌梅丸加减了。你们再看，我们基本上也都是在守方治疗，能达到这样的效果，说明思路是对的。"这时患者马上补充道："之前每隔一段时间，就觉腿软，一查白细胞偏低，这几个月去查，指标都是正常的。"一查看前方：

| | | | |
|---|---|---|---|
| 黄连颗粒 3 袋 | 党参颗粒 2 袋 | 大枣颗粒 1 袋 | 炙甘草颗粒 1 袋 |
| 海螵蛸颗粒 1 袋 | 土茯苓颗粒 2 袋 | 山楂颗粒 1 袋 | 姜黄颗粒 2 袋 |
| 白芍颗粒 1 袋 | 醋鳖甲颗粒 2 袋 | 煅牡蛎颗粒 1 袋 | 杜仲颗粒 2 袋 |
| 防风颗粒 1 袋 | 独活颗粒 1 袋 | 天花粉颗粒 2 袋 | 醋龟甲颗粒 1 袋 |
| 续断颗粒 2 袋 | 牛膝颗粒 2 袋 | 菊花颗粒 2 袋 | 石斛颗粒 2 袋 |
| 炒枣仁颗粒 2 袋 | 炒柏子仁颗粒 2 袋 | 葛根颗粒 2 袋 | 黄芩颗粒 1 袋 |
| 鸡内金颗粒 2 袋 | 骨碎补颗粒 1 袋 | 石膏颗粒 2 袋 | 桑白皮颗粒 1 袋 |

　　马齿苋颗粒2袋　地黄颗粒2袋　　　陈皮颗粒1袋　　乌梅颗粒1袋

　　这就是守方之中有加减的妙处，有时不是立竿见影，而是循序渐进。师父随后仍让患者继服前方。该病案能取到现在这个效果，不单单靠师父精准的辨证施治，也靠的是患者对医者的信任。师父一直对我们教导道："中医在治疗肿瘤上，绝对不是简单的调理，而是积极有效的治疗。"感恩师父教诲，师父这种一以贯之的经方抗癌思路和方法，使我们更加坚信经方能够治大病，经方抗癌，大有可为！

（马　宇　黄育浩）

## 2020年12月4日　星期五　小雪
## 食管血管瘤少见　经方抗癌不简单

　　7点的西安天还没有亮，天空中淅淅沥沥飘着零星雪花，几分凉意偷偷地钻进袖口和衣领内，卖早点的小车冒出香喷喷诱人的气味，不由得令人口馋，我乘地铁赶早来到了西安市中医医院三楼国医馆，开始了一天的跟师学习。王教授诊室门外早已等候了很多患者，还没开诊号就挂满了，已挂号的、等着加号的人挤满了过道。看到王教授来了，患者蜂拥而进，王教授说"大家别急，按号排队，大家都能看上，看不完不下班"！这是师父王教授多年的看病习惯了，来多少看多少，尽量让每个患者都满意。

　　第一个患者是让大家感到惊喜而又意外的特殊病——食管血管瘤。陈女士，50岁，因胃脘不适疼痛，汗出，受凉加重，经多处医治效差，胃镜发现食管静脉血管瘤，2018年6月4日初诊于师父，以"体检中发现食管静脉瘤10天"为主诉。既往慢性萎缩性胃炎病史。近一年余自觉受凉后胃脘不适，冷汗出，常腹痛，泻后痛消。师父予以半夏泻心汤加味，处方：

　　姜半夏2袋　　黄连1袋　　　黄芩1袋　　　党参1袋

| 生姜1袋 | 干姜1袋 | 炙甘草1袋 | 鸡血藤2袋 |
|---|---|---|---|
| 丹参2袋 | 赤芍2袋 | 炒栀子1袋 | 白芍1袋 |
| 降香1袋 | 川芎1袋 | | |

30剂，颗粒冲服。

2018年8月3日复诊：头汗多，矢气多，饥则胃脘不适，舌淡苔白，上方30剂。继续治疗。

2018年9月5日三诊：视力模糊，腰椎间盘突出，少腹胀，舌淡苔白，脉沉。上方稍做调整：

| 姜半夏2袋 | 黄连1袋 | 黄芩1袋 | 党参1袋 |
|---|---|---|---|
| 生姜1袋 | 干姜1袋 | 大枣1袋 | 炙甘草1袋 |
| 鸡血藤2袋 | 丹参2袋 | 赤芍1袋 | 降香1袋 |
| 川芎1袋 | 木贼1袋 | 决明子1袋 | 独活1袋 |
| 小茴香1袋 | 乌药1袋 | 桑寄生1袋 | |

50剂，颗粒冲服。

2018年11月2日四诊：感胃寒，食凉则胃脘不适心口堵闷，舌淡苔薄，脉沉。仍用上方30剂。

2019年1月25日五诊：复查胃镜，示食管静脉瘤已消失。

2020年9月12日又因胃痛时作，矢气多，食后咳痰色黄，再次复查胃镜（—）。已彻底痊愈。患者主动要求上方再续25剂。

今天是第七诊，患者面带喜悦，进门就双手握住王教授的手，感激地说："谢谢你，王教授！我这么严重的病都是你给治好的啊！那个食管血管瘤完全没有了，真的太感谢你了！我想再喝些中药巩固一下，别让它犯了。"时隔几个月了，师父把处方调出来看了一下，仍以上方稍做加减，处方：

| 姜半夏2袋 | 黄连1袋 | 黄芩1袋 | 党参1袋 |
|---|---|---|---|
| 干姜2袋 | 大枣1袋 | 炙甘草1袋 | 丹参2袋 |
| 赤芍2袋 | 炒栀子1袋 | 白芍2袋 | 川芎2袋 |

| 木贼1袋 | 决明子1袋 | 牡丹皮2袋 | 炒桃仁2袋 |
| 薏苡仁2袋 | 冬瓜子2袋 | 天冬2袋 | 厚朴1袋 |
| 枳实1袋 | 大黄1袋 | 木瓜1袋 | |

25剂，颗粒冲服。

看到患者灿烂的笑容，再看看白纸黑字的检查结果，我不得不对师父更加敬佩。师父对疾病的诊断辨证，遣方用药，坚决果断，善于守方，足见一斑。

**按语：** 跟师学习期间，我们见过各种疑难杂症，肺癌、肝癌、食管癌、胃癌、甲状腺癌、乳腺癌、宫颈癌、肾癌、白血病等，和各种囊肿血管瘤，如肝血管瘤、肾血管瘤、皮肤血管瘤等，食管静脉血管瘤实属罕见，我自从医以来仅见此一例，且各种血管瘤除了手术切除、冷冻、硬化剂注射和氩氖激光照射治疗外，在国内外目前尚无特效疗法。

之前曾听师父讲过其亲戚家一女孩右颈部有一鸡蛋大血管瘤，医生要求手术，由于孩子太小，血管瘤太大，与大血管相连，风险很大，家长未同意手术，求助于师父，师父竟以归脾汤加减治疗百日而告愈。师父曾教诲我们，邪既有来路，就有出路，只要辨病辨证、遣方用药正确，效果只是时间问题。也许血管瘤是血液不循常道或脾统血功能有异之故吧。

师父坚持用半夏泻心汤加减治疗半年不更方值得深思，回味师意，半夏泻心汤寒热并用，辛开苦降，消痞散结，和胃降逆。鸡血藤性甘温，入肝肾二经，活血补血，舒筋活络，缓解血管硬化，血管瘤也是络脉不得舒展啊。丹参性寒，归心、肝经，活血祛瘀止疼，凉血消痈，除烦安神，促进组织修复，抑制过度增生。赤芍性酸苦凉，入肝脾二经，取活血散瘀之意。栀子主五内邪气，也主胃中胸中热气，赤者，热也，紫者，瘀也，栀子不仅清热凉血除烦，还可活血散瘀。降香也归肝脾经，化瘀止血，理气止疼，可交通上下之气。川芎，《日华子本草》：川芎治一切风，一切气，一切劳损，一切血补五劳，壮筋骨，调众脉，破癥结宿血，养新肉，长肉。其后又加小茴香，更突显师父用药之妙了，因为小茴香乃治疝之良药，静脉血管瘤难道不是血管之疝意吗？以师父经方功底之深厚，遣方用药之精良，大病难病岂有不愈之理？真是食管血管瘤少见，经方抗癌不简单。

（吴华生）

2020 年 12 月 8 日　星期二　晴

## 钻研百合痰饮病　医德体现医术中

"博学而笃志，切问而近思，仁在其中矣"，第一次知道《论语》中这句话是刚来西安学习时师父讲给我们一众秘传弟子的，当时其实也不是很明白，以后对于这句话的深刻理解是从师父工作生活的一言一行当中渐悟的。作为中医肿瘤专家，师父整天想的都是与专业有关的事，因而能新意频仍，高论迭出。

今天一上班，程女士就带来了好消息。一进门还未落座，就说上次药效果实在太好了，诸症均减，尤其手上的老年斑退了，发黑的指甲也变淡了，舌上瘀斑也退了。

看上次病历：程女士，60 岁，乳腺癌术后 3 个月，面黄，口干，鼻干，眼干，皮肤干，大便干燥，须服泻药，矢气多，腹胀，入睡困难。舌体左边瘀斑明显，舌淡红，脉滑。

方用百合地黄汤、抵当汤、交泰丸加味：

| | | | |
|---|---|---|---|
| 百合 60 克 | 生地黄 60 克 | 水蛭 10 克 | 玄参 20 克 |
| 大黄 10 克 | 桃仁 18 克 | 白芍 30 克 | 赤芍 30 克 |
| 瓜蒌 30 克 | 青皮 15 克 | 甘草 12 克 | 当归 20 克 |
| 厚朴 30 克 | 肉桂 10 克 | 黄连 10 克 | 合欢皮 15 克 |

26 剂。

今日要求一次开药60剂，去海南过年。

师父趁势说："《内经》有'饮入于胃，游溢精气，上输于脾，脾气散精，上归于肺，通调水道，下输膀胱，水精四布，五经并行'，这段关于津液生理的话中医人耳熟能详，但津液的病理和临床病变几乎是空空如也。事实上，张仲景花大篇幅讲的百合病和痰饮病就是人体水液分布异常，表现出的多系统疾病。这种多系统疾病在肿瘤和糖尿病这些重大疾病中的表现尤为突出，抓住这两个病用经方，是提高疗效的突破口。"

听到这里，我不仅明白了师父近来常以百合地黄汤或木防己汤一类经方屡获良效的原因，也懂得了"钻研医术、提高疗效就是医德的最好体现"这个真经。

（岳　元）

2020 年 12 月 17 日　星期四　晴

## 网络就诊很容易　中西联合治昏迷

患者马先生，男性，63 岁。2020 年 12 月 13 日因"突发昏迷伴大小便失禁 2 小时"由 120 急救车接入咸宁市某医院呼吸内科。近半个月来患者反复咳嗽咳痰，痰液为黄色黏液痰，不易咳出，患者未予重视，未就医治疗。2020 年 12 月 13 号上午 5 时，家人发现其大小便失禁，呼之不应，拨打 120 由急救车接送至医院。转运过程中患者呼吸困难，予吸痰术后症状缓解。

患者既往有甲状腺功能减退多年，长期规律服药。无高血压，心脏病，糖尿病病史。入院查体：T 36.5℃、R 30 次 / 分、BP 120/60mmHg、$SPO_2$ 85%。神志呈嗜睡状态，发育正常，贫血面貌，眉毛稀疏，双侧甲状腺不大，浅表淋巴结未触及肿大，双肺呼吸音粗，未闻及啰音，HR 110 次 / 分，律齐，腹平软，全腹无压痛。四肢活动好，双下肢轻度水肿。入院后查随机血糖 2.88mmol/L，血常规：WBC $5.70 \times 10^9$/L。降钙素原 0.675ng/mL，脑钠钛 2848pg/mL，肝功能：丙氨酸氨基转移酶 50U/L，天门冬氨酸氨基转移酶 103U/L。皮质醇 8 点 $1.1\mu$g/dL，0 点 $1.84\mu$g/dL，16 点 <1.0$\mu$g/dL。超生提示：①肝囊肿，胆囊结石。②甲状腺偏小。CT 提示：①双侧大脑多发腔隙性脑梗死。②左肺下叶感染。③左侧胸膜局部增厚。垂体 MR：垂体变细。入院后诊断：①低血糖症。②肺部感染。③腔隙性脑梗死。④代谢性脑病。⑤甲状腺功能减退症。⑥肾上腺皮质功能减退症。

入院当日予补充葡萄糖，抗炎及补充糖皮质激素对症治疗。15 时体温 39℃，仍然嗜睡。19 时左右，家属通过微信视频将病情告知给我，我建议中西医联合治疗，患者家属赞同，联系王三虎教授网上诊疗，王老师详询病史，查看患者舌苔及实验室检查报告单后，指出目前患者高热，意识障碍，肺部感染，持续性低血糖，病情危重，应尽早由中西医联合治疗改善症状。目前患者舌质红，苔薄、伸舌障碍。

中医辨证：热闭心神，治法；清热解毒化痰，开窍。方剂为百合地黄汤、麻杏石甘汤、小陷胸汤加减。处方：

| | | | |
|---|---|---|---|
| 生地黄 80 克 | 百合 60 克 | 麻黄 12 克 | 杏仁 15 克 |
| 石膏 40 克 | 甘草 12 克 | 菊花 30 克 | 天麻 15 克 |
| 葛根 15 克 | 防风 12 克 | 桔梗 12 克 | 射干 12 克 |
| 紫菀 12 克 | 款冬花 12 克 | 黄连 12 克 | 姜半夏 15 克 |
| 瓜蒌 30 克 | | | |

次日早上患者女婿急匆匆地打电话给我，说他爸爸脑子乱了，连自己女儿也不知道是谁了，问怎么办，我问他昨天晚上服中药了吗，他说由于当晚很晚了，没有及时买药，我让他立即买药给患者服用。服中药第二日患者女儿打电话给我，说他爸爸恢复意识了，能认出她是谁，能正常交流了。患者仍有咳嗽、咳痰，痰液由黏变稀，易咳出。从电话那头可以感受到他们的心情，我也很高兴。家属跟我讲了一段买药囧途，好几家药房一看这一副方

剂，说不敢抓药。可见王老师在药物剂量上的把握非常精准。

再次查看患者舌体，质红较前好转，唇体及唇周糜烂。当日王老师调整药物剂量：

| | | | |
|---|---|---|---|
| 生地黄 30 克 | 百合 40 克 | 麻黄 12 克 | 杏仁 15 克 |
| 石膏 20 克 | 甘草 12 克 | 菊花 30 克 | 天麻 15 克 |
| 葛根 15 克 | 防风 12 克 | 桔梗 12 克 | 射干 12 克 |
| 紫菀 12 克 | 款冬花 12 克 | 黄连 6 克 | 姜半夏 15 克 |
| 瓜蒌 30 克 | | | |

今日，家属微信告知患者耳鸣，经当地五官科会诊后，未见器质性病变，考虑神经性耳鸣。查看患者唇糜烂，舌红较前好转，请示王教授后继续按原方服药。

（廖靖妮）

## 2020 年 12 月 20 日　星期日　晴

# 桃李不言下成蹊　疗效才是硬道理

深圳这几天降温，医院的每个角落都显得有些冰冷，只有师父的诊室因为一个帅小伙儿的到来，顿时寒谷回春，风和日暖。

林某，男，19 岁，2020 年 11 月 28 日因失眠狂躁八九个月来诊，严重时精神恍惚，胡言乱语，神识不清。前几天因急性短暂精神性障碍入院治疗 4 天，家长要求出院寻求中医治疗，找到师父就诊时症见表情淡漠，情绪急躁，鼻塞，打喷嚏，二便可，纳可，喜冷饮，睡眠需服安眠药。形体肥胖，舌红苔薄，脉滑数。

师父辨病：失眠狂躁。辨证：风火上炎，痰热闭窍。治则：息风降火，化痰通窍，宁心安神。方用：柴胡加龙骨牡蛎汤合温胆汤加减。处方：

| 北柴胡 15 克 | 黄芩 15 克 | 黄连 15 克 | 党参 15 克 |
| 姜半夏 15 克 | 甘草 10 克 | 珍珠母 30 克 | 龙骨 30 克 |
| 煅牡蛎 30 克 | 煅磁石 30 克 | 炒六神曲 15 克 | 胆南星 15 克 |
| 枳实 15 克 | 竹茹 15 克 | 陈皮 15 克 | 茯苓 15 克 |
| 栀子 15 克 | 天竺黄 10 克 | 大黄 10 克 | 远志 10 克 |

14 剂，日 1 剂。

今天来复诊，只见一家人兴高采烈，小伙子告诉师父他的病现在全好了，还直夸师父开的药甘甜，其父母之前一筹莫展、万般无奈的样子也一扫而光，感激之情溢于言表。

师父先在复诊记录处写下：诸症大减，皆大欢喜。然后继续耐心问诊摸脉，只见孩子父亲兴奋地讲："王教授实在是厉害，一句话点醒梦中人！"原来男孩儿是因为失恋才得了这病，师父第一次摸脉时就对男孩说了一句"天涯何处无芳草，何必独恋一枝花"，使腼腆的大男孩儿既害羞又惊叹，重要的是豁然开朗，一语中的，祛除心病，直觉得眼前这位老先生不是医生是神仙。上医攻心，可见一斑！

（张　晓）

**张晓简介**：师承于广州中医药大学冼建春教授。2018 年取得全国中医执业助理医师资格；2020 年成为王三虎教授秘传弟子，学习中医经方治疗各类疑难杂症及肿瘤。参与编写《邓铁涛中草药与验方图谱》。

**王三虎教授点评：**

疗效是扩大巩固中医临床阵地的基石。由于小伙子免于住院之困，父母也同时找我就诊。想起昨天柳州子宫内膜癌患者六人组团来诊，而且说当年她给我介绍的糖尿病卧床不起多年的小伙子已经谈婚论嫁了，这使我成就感倍增，幸福指数飙升。具体情况可见我公众号于 2018 年 5 月 28 号发表的王三虎医案《子宫内膜癌》一文。

2020 年 12 月 20 日　星期日　晴

## 慕名初入王师门　现实病例更精彩

一次偶然的机会，我无意中打开了微信群上一篇关于经方抗癌的文章，虽然我也是中医医生出身，平时关于自媒体上的一些中医药文章也就随意看看而已，既然已经打开了，我也是抱着这样的态度随意看看吧。不知不觉，字里行间的一个个案例深深地吸引了我。是真的吗？中医真的能把癌症治好？

我从医 18 年，扎根临床，走南闯北到处学习，从小医生一直升到科室主任医师，诊治患者无数，从来不相信中医能把称之为世界难题的癌症治好。但就是这样一篇看似无关痛痒的文章，却让我连续看了两三遍！然后果断关注公众号——"王三虎"。我带着疑惑一口气读了里面的十几篇文章，一篇一篇都是关于中医经方抗癌的实录，我真的惊呆了，中医真的可以！

我的眼睛湿润了，我热爱中医，一心想把中医内科学好，但是由于种种原因，没能达成心愿！搞了十几年的颈肩腰腿痛，扎了十几年的针灸、针刀，虽然可以解决一些问题，但是学医之初的心愿还一直挥散不去。我迫不及待地加王三虎教授的微信，第二天，王教授通过了！我急切地向王教授自我介绍，表明想向王教授跟师学习的想法，没想到王教授居然爽快地答应了！我终于拜入王三虎教授门下，成为恩师的秘传弟子。

2020 年 12 月 20 日，我第一次跟随恩师在深圳市宝安区中医院坐诊，患者非常多，其中接诊的两位胃癌患者令我印象深刻。一位是男性患者，詹某，84 岁，因胃癌于 2019 年 12 月 21 日来诊，因患者年龄较大，家属不愿意让患者知道病情，所以选择保守治疗。据病历记载，患者当时胸部、胃脘疼痛，偶尔吐黑色胃内容物、大便偏黑、头重、肢体乏力，明显走路困难，胃纳差。查体：舌暗红苔少，脉滑。诊断：胃癌，证属寒热胶结、肝胃不和。师父予以半夏泻心汤加味，处方：

| 姜半夏 30 克 | 黄连 10 克 | 黄芩 10 克 | 人参 15 克 |
| 干姜 10 克 | 大枣 30 克 | 甘草 10 克 | 煅瓦楞子 30 克 |
| 白芷 10 克 | 冬凌草 30 克 | 海螵蛸 30 克 | 浙贝母 15 克 |
| 壁虎 10 克 | 桂枝 15 克 | 代赭石 10 克 | 百合 30 克 |
| 厚朴 20 克 | 竹茹 10 克 | 生地黄 20 克 | 麦冬 30 克 |

患者用上方加减，一直服药，至今刚好一年，只见患者进入诊室时，步态轻盈，神采奕奕，还跟师父开玩笑，看上去根本不像是有病的人。现患者自诉仍时觉胸闷，食欲可，偶觉胃部胀满，二便正常，继续坚持上方巩固治疗。

还有一位患者，令我印象更为深刻。患者徐某，女，31 岁，2020 年 12 月 20 日因"胃癌手术并靶向治疗半年"复诊。初诊是 2020 年 10 月 17 日。病历："平素胃脘胀痛，加重 1 个月。胃癌术后（剖腹探查）半年。刻诊：口服靶向药物治疗。反酸，食多欲吐，目赤，胃胀痛时作。食欲差，冷热辣食均未限制。两三年内每晚只能睡两三个小时，持续至今。心慌气短，手足凉，特怕冷，且怕风，大小便可。舌暗红，苔稍厚，脉右寸浮滑，左脉弱。辨病：胃反。证属寒热胶结，胃失和降。方用：半夏泻心汤、乌贝散、栀子豉汤、橘皮竹茹汤、滑石代赭汤合方。处方：

| 姜半夏 20 克 | 黄芩 12 克 | 黄连 12 克 | 人参 12 克 |
| 干姜 10 克 | 大枣 30 克 | 炙甘草 10 克 | 瓦楞子 30 克 |
| 海螵蛸 30 克 | 浙贝母 15 克 | 栀子 12 克 | 淡豆豉 12 克 |
| 陈皮 30 克 | 竹茹 15 克 | 合欢花 30 克 | 百合 30 克 |
| 滑石 10 克 | 代赭石 12 克 | 当归 15 克 | 丹参 30 克 |
| 肉桂 10 克 | | | |

30 剂。

今日患者来诊。服药 30 剂，腹痛呕吐止，食欲增，特别是睡眠，每晚已可入睡近 5 小时，精神气色良好，大便正常。唯近两月偏头痛持续，发则欲撞墙头晕，晨起站立不稳，特别怕冷，时口苦，1个月前CT复查，未见扩大转移迹象。舌红苔厚，脉弱。患者与师父谈笑风生，自述对疗效非常满意。靶向治疗已停。少阳风火为标，心肾不交仍在，小柴胡汤合交泰丸加味，先开颗粒剂冲服：

| | | | |
|---|---|---|---|
| 柴胡2包 | 黄芩1包 | 姜半夏2包 | 党参2包 |
| 生姜4包 | 大枣5包 | 炙甘草4包 | 白术1包 |
| 桑叶2包 | 牡丹皮2包 | 白芍2包 | 蜈蚣2包 |
| 全蝎2包 | 蔓荆子2包 | 藁本2包 | 瓦楞子2包 |
| 黄连3包 | 肉桂2包 | 防风2包 | 徐长卿2包 |

7剂，嘱头痛缓解后再服前方。

第一次跟诊，我与恩师亲密接触，真应了"百闻不如一见"那句老话，现实的病例更加生动精彩。我还发现恩师在诊治患者时经常将与患者病情密切相关的《伤寒论》《金匮要略》《神农本草经》的经文脱口而出，信手拈来。我被恩师的医术、医德、人品、治学态度所深深折服，不禁感叹，这才是我们中医人的楷模，这才是我要终身学习的良师！我暗暗高兴，太幸运了，能拜入名师（明师）之门，真乃幸哉！幸哉！

（毛世洲）

### 王三虎教授点评：

拿手术刀的医生最有成就感。尽快解除患者痛苦，这是我多年梦寐以求的理想。退而求其次，向疑难危重症挑战，这一点毛主任和我有同感。近来我的公众号发表了多篇胃癌验案，今日又添新内容，多多益善啊。第二个患者是我应邀到广东省中西医结合医院出诊时顺诊的病例。实际情况远比文中描述得严重和复杂。初见成效，我已经喜出望外了。

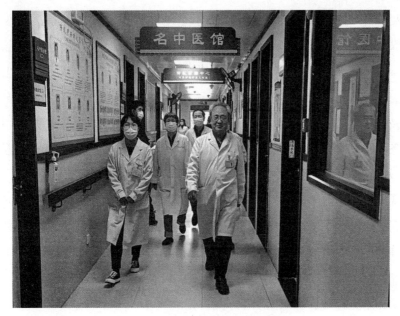

图 3　学生随王三虎教授出诊 3

2020 年 12 月 22 日　星期二　晴

## 急症过后肝损伤　百合滑石柴胡汤

12 月 17 日记录过的患者传来新消息，5 剂药后，除因药物性肝损伤、丙氨酸氨基转移酶 205U/L 继续住院护肝治疗外，症状基本消除，口干，舌红明显。王教授用百合滑石散合小柴胡汤加味，处方：

| | | | |
|---|---|---|---|
| 百合 30 克 | 滑石 12 克 | 生地黄 30 克 | 柴胡 12 克 |
| 黄芩 12 克 | 甘草 12 克 | 茵陈 30 克 | 栀子 12 克 |
| 白芍 12 克 | 人参 10 克 | 麦冬 30 克 | |

说起来，之所以这次辗转网诊救急，还是因为 1 年多前我自己收治了一个患者，因急性尿潴留案找王三虎教授网诊获得良好效果。

崭先生，男性，73 岁，四肢瘫痪 42 年，长期在我科住院疗养。2019 年

9月22日下午其护理员诉患者从13时至17时未排尿，无畏寒、发热、恶心、呕吐症状。查体：T 36.5℃，R 20/分，P 75次/分，BP 132/75mmHg，神清，形体消瘦，失语，四肢瘫痪。全身皮肤黏膜无黄染，双下肢可见剥脱性皮疹。舌质红，舌苔厚黄。心肺（—）上腹部稍膨隆。肝脾肋下未及，双肾区及肝区无叩击痛，腹水征（－）。中下腹隆起明显，未见蠕动波，腹肌无紧张，膀胱区按压时患者有皱眉反应，耻骨上可叩及圆形浊音区。肠鸣音3～4次/分。肛门指诊未查。

既往史：既往有脑缺氧后遗症、四肢瘫痪、自身免疫性皮炎、冠心病、肾结石、脂肪肝、陈旧性肺结核病史，有外伤史，无肝炎病史，无药物过敏史。辅助检查：血液分析、尿液分析、CRP、肝功能结果基本正常。肾功能：尿酸539μmol/L。泌尿系B超（导尿术后）：左肾囊肿，右肾、膀胱、前列腺声像图未见异常。双侧输尿管未见扩张。

诊断：急性完全性尿潴留。治疗上给予热敷下腹部及针灸对症治疗后，仍未见患者自行排尿。予留置导尿，引流出尿液600mL，定时夹闭尿管，促进膀胱排尿功能恢复，留置尿管48小时后拔出尿管，拔出尿管5小时后患者仍未自行排尿，继续给予患者留置尿管。

2019年9月27日微信请教王三虎教授指导用药，上传患者舌苔图片给王教授，教授给患者处方：

黄柏12克　　　　肉桂10克　　　　知母15克　　　　生地黄30克
麦冬30克　　　　百合30克

3剂，水煎服，日1剂。

3剂药服后于次日拔出尿管，拔出尿管2小时后患者自行排尿，量约400mL。通过这两例网诊，中医的奇妙，可见一斑。当然，这次病症更急更重，中西医结合也很重要。

（廖靖妮）

**王三虎教授点评：**

或许是我到了老中医的阶段，疑难急症没法推辞的原因，2020年可以说

"挽狂澜于既倒"的机会还真让我遇上了。4月份突出重围去南昌出诊，总胆红素高达 447 $\mu$ mol/L 的黑疸患者纯用中药转危为安，至今健在。

8月份我到西安交通大学第一附属医院心脏外科 ICU 出诊，以小青龙汤、小柴胡汤等成功救治主动脉夹层术后危重症患者。主管医生这两天又推荐同类患者，邀我出诊。9月份在渭南中心医院 ICU，我用 3 剂大承气汤，使肝癌脑转移昏迷 5 天的患者苏醒，患者至今仍在门诊治疗。也就是在今年，我越来越体会到百合病与多系统疾病的关系。

该患者舌红津伤，多脏受累，不大量用百合地黄汤不足以体现张仲景"见于阳者，以阴法治之"的思想。清醒及病情好转后减少剂量。三诊，小柴胡汤保肝解毒几乎是常规，而百合滑石散的应用正是我特别感兴趣的张仲景"百合病变发热者，百合滑石散主之"一语。经典经典，果然名不虚传。

2021 年 1 月 2 日　星期六　晴

# 万丈高楼平地起　似是而非有新意

新年的第二天，我 8 点就赶到了杜万全堂医馆。这是我拜师王教授之后的第三天跟诊。师父的学识医术，对经方的造诣和领悟，乃至超出凡人的意志力，早已成为我辈楷模、医家风范。我学医以来，就知中医经典《伤寒论》和《金匮要略》艰涩难懂。今天的门诊，师父的即席讲解不仅是使我明白经方就是治疗癌症的有力武器，也让我体会到《伤寒论》和《金匮要略》中许多耳熟能详、朗朗上口的术语，其实我们并不懂或者似是而非。

师父对百合病特别感兴趣，认为肿瘤就是百合病的一个方面。讲着讲着，"默默"一词就提出来了。默默是小柴胡汤证四大症之一，谁人不知？但当师父问我们这一个词的确切意思时，大家都面面相觑。师父说，默默，就是闷闷不乐。《金匮要略》："百合病者，百脉一宗，悉致其病也。意欲食复不能食，常默默，欲卧不能卧，欲行不能行。"其中的默默正是闷闷不乐。

师父乘兴又说，《伤寒论》第一个方证："太阳中风，阳浮而阴弱，阳浮者，热自发，阴弱者，汗自出，啬啬恶寒，淅淅恶风，翕翕发热，鼻鸣干呕者，桂枝汤主之。"此处鼻鸣，书上均无确切解释，多用"鼻中鸣响"这种含糊其词的说法，使人终究不得要领。实际上，鼻鸣，就是鼻塞声重，说话带鼻音嘛。患者感受风寒，邪气在体表，肺气不宣，经常有这种症状。

师父还说，《金匮要略》中"目如脱状"一词，就是痰饮化热，眼袋突出，也是道常人之未道、常见病的奥秘。这是一位一进门便让我印象深刻的患者，眼袋突出，如同秤砣般浮肿。一问便知其久病未愈。虽然患者病情复杂，只此一点，不正如《金匮要略》"咳而上气，此为肺胀，其人喘，目如脱状，脉浮大者，越婢加半夏汤主之"中所说目如脱状嘛，而患者也出现了咳嗽，喉肿不利，正可用越婢加半夏汤作为复方中的一方。实际上这一条就是在肺痿病中讲的。而师父早就提出"肺癌可从肺痿论治"的观点。应用越婢加半夏汤治疗肺癌已经是家常便饭了。

正是所谓，仁者见仁，智者见智。在继承中创新，古为今用，才是患者踏破铁鞋无觅处、纷至沓来的缘由。

（冯　元）


2021 年 1 月 3 日　星期日　晴

## 心下肿瘤大如盘　二十五天效大显

今天王教授在益群堂国医馆坐诊，来自全国各地的就诊患者熙熙攘攘，王教授自从踏进诊室，一分钟也没有休息，一口气看到 11 点 45 分，当 12 点的钟声敲响时，我们弟子也跟着师父松了一口气，早就饥肠辘辘了。这时，一对来自河南的中年夫妇匆匆忙忙，谢声不绝地握住王教授的手说："王教授谢谢你！太谢谢你了！你真神啊！真的很神奇，我肚子里的瘤子小了一小半啊！你真是华佗再世，为人民造福啊！"听到这话，大家立刻又静了下来，细听详情。

原来他是来自河南汝州的脑胶质瘤和左上腹部巨大肿瘤患者。平先生，男，57 岁，于 2020 年 11 月 1 号初诊于王教授门诊。当时以左上腹部巨大肿块就诊，不痛，食少，食则腹胀，矢气多，乏力，舌淡红，苔白，脉滑。辨病为积聚病，辨证为气虚成积。方用六君子汤、三神煎、枳术丸加味，32 剂。患者由于还有别的中医大夫开的药没吃完，所以没有取药。

2020 年 12 月 9 号复诊：左上腹部肿块由 2020 年 9 月 23 号的 136mm×93mm×44mm 增大至 2020 年 11 月 24 号的 140mm×137mm×72mm。患者感气力增，牙龈出血，口角烂，下肢凉，无汗，恶风，恶寒，汗出身痒，头部热则汗出，腹胀，喜喝水，喝凉水则下利。王教授在上方基础上加用麻黄桂枝各半汤，处方：

| | | | |
|---|---|---|---|
| 生晒参 15 克 | 炙甘草 10 克 | 茯苓 15 克 | 白术 15 克 |
| 陈皮 12 克 | 姜半夏 15 克 | 枳实 15 克 | 醋三棱 20 克 |
| 醋莪术 20 克 | 醋鳖甲 30 克 | 炒桃仁 15 克 | 煅牡蛎 20 克 |
| 郁金 15 克 | 煅瓦楞子 30 克 | 蜈蚣 2 条 | 料姜石 30 克 |
| 野生平盖灵芝 6 克 | 炒白蒺藜 30 克 | 麻黄 12 克 | 桂枝 12 克 |
| 炒苦杏仁 12 克 | 白芍 15 克 | 生姜 4 片 | 大枣 6 枚 |

25 剂。

由于患者心里惧怕、过度紧张，对自己的前景失去希望，希望都寄托在王教授身上了，服药仅 2 天再次检查 B 超，肿块继续增大为 145mm×95mm×160mm。焦急的等待与再也按捺不住的不安心情，使其在 2020 年 12 月 31 号再次复查 B 超，结果显示肿块由 160mm×95mm×145mm 迅速缩小为 150mm×80mm×145mm。这个消息给患者带来了生的希望与光明。

一阵寒暄后，夫妻二人异口同声地说："这个方子太好了！这个方子太神奇了！我感觉瘤子已消去一大半了！"此时王教授优雅自得地说："一大半？夸张了。"继续写复诊病历：服药大效。患者诉服药后先感觉颈后和下肢跳动感，精神气色已好转，身痒消失，口角烂，舌暗红，脉滑数。追问病史：2005年曾患脑胶质瘤，已治愈，20年前因睡卧雪地右下肢外侧受寒。上方加黄连10克，30剂，继服。

**按语：**无论是良恶性肿瘤，检出容易治疗难，恶性肿瘤治疗更难，即使是良性肿瘤，也难见速效，仅用25剂中药，左上腹部巨大肿块缩小一大半，如此良效实在值得深思探究。辨证为气虚成积，方用六君子汤、三神煎、枳术丸、麻黄桂枝各半汤四方合方。六君子汤具补中益气、健脾和胃、消痞化湿、止呕降逆的作用。三神煎是王教授治疗肿瘤常用方剂，由桃仁、醋三棱、醋炙鳖甲组成，具活血化瘀、破血消积、软坚散结行瘀之功，是治疗癥瘕包块之良方。枳术丸由枳实、白术合用，健脾消食，行气化湿，可治疗饮食不化导致的脘腹痞满。

桂枝麻黄各半汤是王教授常用于解表止痒的经方。王教授经常教导我们如有表证当先解表，解表也是在缓解内部压、分散湿热邪气，方中麻黄又有托透毒邪外出的作用。煅牡蛎、煅瓦楞子、料姜石三药均味咸，具软坚散结、消痰化瘀、制酸止痛的效果，是治疗癥瘕、无名肿毒之良药。蜈蚣通经活络，作为引药直达病所。郁金开胸解郁、舒达气机，野生平盖灵芝具调理阴阳平衡、提高机体抗病力的作用。蒺藜祛风止痒，人参又是众所周知的最好抗癌药，具有补气、抗癌双重作用。诸药合用，竟获殊效。

（吴华生）

## 2021年1月7号　星期四　晴
## 头晕呕吐颈椎病　同中有异方不同

今天西安虽然晴空万里，但是风吹在脸上还是挺冷的，想着师父说的风邪，便下意识地拉高衣领。回忆起下午见到了很多疑难病，不乏许多名医治疗无果而来求治于师父的，因为平时看骨伤多点，我就对一位骨科病患者印象特别深刻。

吴某，女，42岁，西安本地人。2019年4月8日，以"头晕、走路不稳20天"在西安市某医院行MRI检查，示颈椎4～6节椎间盘突出，经治疗病情稍有缓解，停止治疗几日后再复发。慕师父名，以"头晕、干呕、行走不稳一年余"为主诉来诊。师父通过详细问诊知道了该病患为长期伏案工作者，一年前开始出现头晕、呕吐，偶感心前一凉，有5次发病较为严重。近来颈项疼痛；有心下逆气上冲之感，打嗝；低头则晕，卧床平躺时常感如坐船等明显体位改变性头晕症状。曾以耳石症治疗，效果甚微。另外患者常年多梦，偶有耳鸣，咽干，晕则眼黑。既往病史有：肺炎，幽门螺杆菌阳性，慢性胃炎。

师父认为，其人舌红苔薄白，脉滑，当属痰饮、百合病，方用新拟葛根汤合苓桂术甘汤合滑石代赭汤加减，处方：

| | | | |
|---|---|---|---|
| 葛根30克 | 威灵仙30克 | 白芍30克 | 甘草12克 |
| 龟甲30克 | 骨碎补30克 | 丹参20克 | 赤芍20克 |
| 茯苓30克 | 桂枝12克 | 生白术15克 | 滑石12克 |
| 百合30克 | 代赭石12克 | | |

处方完毕，师父说这个患者很典型，便给我们分析起来。首先主方新拟葛根汤是通络止痛、补肾祛风的良方，广泛应用于西医所说的颈椎病，疗效满意。随即师父背道，"心下逆满，气上冲胸，起则头眩……身为振振摇者，茯苓桂枝白术甘草汤主之"，这个不是患者体位改变性头晕、干呕、气上冲胸的古代描述吗？不用苓桂术甘汤更待何时？至于用到《金匮要略》里的滑石代赭汤，我们认为肺司呼吸、主肃降，肺气降则胃气降。患者肺炎、慢性胃炎日久，容易发生胸膈不畅的呃气或腹胀作泻等症，是肺胃失调，通降不利。以代赭石降气逆，滑石利小水，更可荡胃中积聚寒热，百合益气通二便。遂予滑石代赭汤。这个案例让我们对颈椎病治疗有了新的认识，师父以《神农本草经》为指导用药，在现行《中药学》外别开生面，让我们收获良多。

（朱　瑜　马　宇　黄育浩）

**朱瑜简介**：执业医师，2018 年毕业于江西中医药高等专科学校。2020年成为王三虎教授秘传弟子，2022 年取得中医执业医师资格。现于江西省上饶市广信区妇幼保健院中医科工作。

## 2021 年 1 月 15 日　星期五　晴
## 阳黄阴黄与中黄　师用柴桂干姜汤

近日治一患者，杨某，男，55 岁。彩超示：肝内外导管扩张，胆囊肿大伴囊内沉积物，肝内偏强回声，考虑血管胰头体积增大，胰腺壶腹部肿瘤？目前未明确诊断。刻下：目黄，下肢略肿，脱发，下睑略肿，厌油腻，纳差，神清，眠可，二便调。舌淡紫，苔白腻，舌下络瘀，脉弦，关显。

思王师所教，柴胡桂枝干姜汤所疗之黄，乃介于阳黄与阴黄之间之黄。便于记忆，吾姑且称其为"中黄"！又思"治黄要活血，血活黄自去"。于是处方柴胡桂枝干姜汤合四逆散合桂枝茯苓丸加减。处方：

| | | | |
|---|---|---|---|
| 柴胡 24 克 | 天花粉 12 克 | 桂枝 9 克 | 干姜 6 克 |
| 煅牡蛎 6 克 | 炒甘草 6 克 | 茵陈 24 克 | 炒枳壳 12 克 |
| 白芍 12 克 | 茯苓 12 克 | 桃仁 9 克 | |

7 剂。

7 剂未完，目黄显退，纳增，神增。师之所授，诚不我欺！

（张　强）

**王三虎教授点评：**

黄疸分为阳黄和阴黄，看起来清晰，实际上少了中间环节。我在多年的临床中认为柴胡桂枝干姜汤是治疗肝胆湿热、脾阳不足，以致寒热胶结，由湿热向寒湿转变的阶段的主方，实践中多次挽狂澜于既倒，扶困危于人寿。张强能将此方活用获效，绝非偶然！更重要的是他提出"中黄"这一概念，很有新意，其后被中医界广泛引用已在预料之中。《中医抗癌进行时——随王三虎教授临证日记》系列丛书更需要这样有模仿有创新的篇章。

2021 年 1 月 22 日　星期五　晴
# 有主方且能守方　胃癌三年渐复康

1 月的深圳，温暖的冬日，明媚的阳光，走在大街上的人们穿着短袖衬衣，根本感觉不到冬天的寒冷。今天我随王三虎教授在深圳市宝安区中医院出诊。像往常一样，患者非常多，但患者们都自觉遵守秩序，在候诊大厅里等候电脑叫号。

在电子呼号机的呼叫下，诊室里走进一位中年妇女，进来就跟师父打招呼："王教授您还认得我吗？"师父说："有印象。""我现在可是好多了！"看着患者喜形于色的样子，应该对师父的治疗效果还是相当满意的。翻开患者的病历，才发现这位中年妇女在 2018 年师父刚来深圳市宝安区中医院上班不久就慕名来找师父看病。

患者胡某，女，46 岁，因"胃癌术后 1 年，左颈下转移手术并化疗后"就诊。当时患者自述疲倦失眠，下肢乏力，胸闷胸痛，胸膈不适，食可，眠差，大小便可。查体：神志清、精神可，面黄，舌质淡红，苔厚腻，脉弱。辨病为胃反，证属寒热胶结。方予半夏泻心汤加味，处方：

| | | | |
|---|---|---|---|
| 半夏 20 克 | 黄连 10 克 | 黄芩 10 克 | 人参 10 克 |
| 干姜 10 克 | 桂枝 10 克 | 当归 10 克 | 大枣 30 克 |
| 炙甘草 10 克 | 瓦楞子 30 克 | 枳实 15 克 | 厚朴 15 克 |
| 姜黄 15 克 | 莪术 15 克 | 灵芝 15 克 | 浙贝母 15 克 |
| 炮山甲 10 克 | | | |

服药至 2018 年 8 月 2 日第四诊时，患者自觉周身暖和，身体舒服，睡眠好转，病情稳定，遂继续坚持服药。服药期间，患者曾出现颈项部抽筋样

疼痛，腿酸软，腹部疼痛，食欲不振，臂痛等症状，师父根据上述症状给予葛根、山楂、杜仲、鸡内金、水蛭等，随症加减，并加入壁虎、鸡内金等药加强抗癌。通过长期坚持服药，患者的各种症状也随之减轻、消失。

至 2021 年 1 月 22 日第 18 诊时，患者诸症尽消，只遗留一个月偶尔反胃一两次，偶有夜间胃痛，但已较前明显好转，昨日胃冷痛两小时，夜间流口水，睡眠浅，大腿后侧遇热则丘疹瘙痒增加。查体：精神气色可，舌淡红苔薄，中少裂纹，脉缓滑。师父辨证后仍继续按半夏泻心汤加味巩固疗效，处方：

| | | | |
|---|---|---|---|
| 姜半夏 20 克 | 黄连 10 克 | 黄芩 10 克 | 人参片 10 克 |
| 干姜 15 克 | 桂枝 15 克 | 当归 15 克 | 大枣 30 克 |
| 炙甘草 10 克 | 瓦楞子 30 克 | 枳实 20 克 | 厚朴 20 克 |
| 姜黄 15 克 | 莪术 10 克 | 灵芝 10 克 | 浙贝母 15 克 |
| 陈皮 30 克 | 益智仁 15 克 | 姜竹茹 10 克 | 煅赭石 10 克 |
| 天花粉 15 克 | 肉桂 5 克 | 龙骨 15 克 | 牡蛎 15 克 |
| 黄芪 30 克 | 酸枣仁 20 克 | 木香 10 克 | 白鲜皮 15 克 |
| 地肤子 15 克 | 苦参 10 克 | | |

通过将近 3 年服用师父的中药，可以看出该病例的治疗效果是值得肯定的，也反映出师父辨病用药的思路是科学的。同时，该病例师父以半夏泻心汤为主方贯穿始终，坚守主方而不轻易易方，愚徒不得不慨叹，师父对疾病，特别是恶性肿瘤辨病论治之真谛医理的坚持与自信！也使我深刻认识到慢性病，特别是恶性肿瘤，辨病准确与坚守原方的重要性。

（毛世洲）

**毛世洲简介：**广东省第二人民医院阳山医院中医科、康复科主任，副主任中医师，毕业于湖南中医药大学，本科学历。中华刃针学会会员、广东省康复医学会社区康复分会理事、广东省中医药学会针刀医学专业委员会、清远中医药学会康复分会常务理事，著名中医抗癌专家王三虎教授秘传弟子。主持、参与市级科研课题两项，参与撰写并发表医学论文 9 篇，参与编写中医著作 1 部。反复到国内多家知名中医药大学进修学习，师从多位国内中医药、针灸、针刀医学名家；在钻研医理与临证上勤耕不辍，积累了丰富的临床经验。擅长针、药并用，运用针灸、小针刀、拨针等疗法治疗颈椎病、腰椎间盘突出症、各种顽固性骨关节炎；擅用中医药治疗内、外、妇科疑难杂病，中医药抗癌以及对恶性肿瘤术后、放化疗后副反应的中药治疗。

2021 年 1 月 24 日　星期日　晴

# 肝癌虽恶与妙方　自拟软肝利胆汤

黄先生，73 岁，浙江省台州市农民，因肝癌于 2019 年 1 月行手术治疗，术后曾行介入治疗 1 次。2019 年 3 月复查 B 超提示右肝 39mm×29mm 不均质回声，考虑肝癌复发。

2019 年 4 月 16 日，初诊，形体消瘦，易胆怯，手汗多，双足麻木，食欲尚可，口苦，夜尿数，舌淡红苔薄，舌中偏右可见花生米大隆起，脉弦数。辨证：肝郁脾虚，胆气不足，邪毒未尽。法当疏肝健脾，温胆化痰，清热解毒。予自拟软肝利胆汤合温胆汤。处方：

| | | | |
|---|---|---|---|
| 柴胡 12 克 | 黄芩 12 克 | 姜半夏 12 克 | 红参 12 克 |
| 干姜 10 克 | 姜黄 12 克 | 鸡内金 30 克 | 鳖甲 20 克 |
| 煅牡蛎 20 克 | 陈皮 12 克 | 茯苓 12 克 | 枳实 15 克 |
| 竹茹 15 克 | 土茯苓 30 克 | 叶下珠 30 克 | |

日 1 剂，水煎分 2 次服。

2019 年 7 月 8 日复诊：药后诸症好转，精神爽朗，气色如常人。但仍有手汗，且伴视物模糊，右下腹拘挛感，苔薄黄，脉弦数。予原方加芍药甘草汤：

| | | | |
|---|---|---|---|
| 白芍 20 克 | 甘草 10 克 | 栀子 10 克 | 决明子 10 克 |
| 菊花 10 克 | | | |

服药后期间出现牙龈肿痛，曾予清胃散合白虎汤：

| | | | |
|---|---|---|---|
| 升麻 15 克 | 黄连 12 克 | 当归 10 克 | 生地黄 40 克 |
| 牡丹皮 12 克 | 石膏 40 克 | 甘草 12 克 | 知母 12 克 |
| 粳米 10 克 | | | |

3 剂后好转。

2019 年 10 月 12 日，第三诊，患者仍有右下腹拘挛感，手汗，另感上肢不能抬举，下肢僵硬，脚底胀痛。予 2 诊方加羌活 12 克，独活 12 克，怀牛膝 12 克。

2020 年 1 月 11 日，第四诊，患者右下腹拘挛缓解，下肢僵硬好转，感脚底麻，上肢仍不能顺利脱衣。舌红少津，苔中裂，脉滑数。予上方改姜黄为片姜黄 30 克，红参改为生晒参 12 克，加薏苡仁 30 克，玄参 30 克，豨莶草 30 克，威灵仙 30 克。

2020 年 4 月 18 日，第五诊，患者偶感脚酸，余无异常，体重增加，四肢灵活，喜做农活。舌红苔薄，舌中偏右隆起变平坦，脉滑数。处方仍延续首诊方。

今日第六诊，患者自出诊开始 8 个月内间断服药 60 剂，3 个月前停药。现自觉无不适，精神状态佳。舌中偏右隆起仍可见。脉滑。2021 年 1 月 4 日 CT 提示右肝后叶术后改变，肝内多发囊肿较前相仿。肝功能正常，AFP 2.67 μg/L。予上方加白芥子 30 克，炙甘草 6 克。

软肝利胆汤是王三虎教授通过多年的临床实践，以小柴胡汤为基础拟定的治疗肝癌的基本方。药物组成为柴胡 12 克，黄芩 12 克，法半夏 12 克，红参 12 克，田基黄 30 克，垂盆草 30 克，丹参 20 克，鳖甲 20 克，生牡蛎 30 克，夏枯草 20 克，山慈菇 12 克，土贝母 12 克，延胡索 12 克，姜黄 12 克，甘草 6 克。功效为软肝利胆，化痰解毒，扶正祛邪，主治湿热成毒、蕴结肝胆的肝癌，以肝区胀痛、肿块石硬、面目黄染、食欲不振、舌红苔厚为主症。

王教授认为肝癌手术或介入后复发患者为肝癌中期阶段，该阶段病程日久，邪气嚣张，正气亏虚已甚，此时系毒结肝胆，正虚邪实，法当疏肝利胆，抗癌解毒，扶正祛邪。当予软肝利胆汤加味：柴胡、黄芩、半夏、人参、垂盆草、鳖甲、丹参、夏枯草、生牡蛎、山慈菇、土贝母、延胡索、姜黄、甘草、薏苡仁、茯苓、珍珠草、苏叶、田基黄、桃仁、穿山甲。本患者肝癌术后复发，在1年多的诊治过程中，一直予软肝利胆汤为基础治疗，第五诊后患者自觉如常，精神矍铄，说明本方对于肝癌的治疗十分有效。

本医案一直沿用的底方为：

| 柴胡 12 克 | 黄芩 12 克 | 姜半夏 12 克 | 红参 12 克 |
| 干姜 10 克 | 姜黄 12 克 | 鸡内金 30 克 | 鳖甲 20 克 |
| 煅牡蛎 20 克 | 陈皮 12 克 | 茯苓 12 克 | 枳实 15 克 |
| 竹茹 15 克 | 土茯苓 30 克 | 叶下珠 30 克 | |

此为软肝利胆汤加味方合温胆汤。因患者胆怯、胆气不足，故加温胆汤温胆化痰。其中柴胡、黄芩、姜半夏、干姜、红参、甘草保留了小柴胡汤所具有的寒热并用、补泻兼施、和解表里、疏利枢机、恢复升降、通调三焦、疏肝保肝、利胆和胃等功能。鳖甲、煅牡蛎软坚散结，叶下珠解毒散结，姜黄活血理气止痛，陈皮、枳实、竹茹、土茯苓清利湿热，小剂量茯苓健脾，鸡内金护胃消食，使之补而不腻，运化得宜。方中药物共达疏肝健脾、温胆化痰、清热解毒之效。

患者在就诊过程中出现一些兼症，如右下腹拘挛，加用芍药甘草汤缓急止痛；牙龈肿痛，清胃散合白虎汤清泻阳明经热；上肢不能抬举，下肢僵硬，脚底胀痛，予羌活、独活、威灵仙祛风胜湿止痛，怀牛膝、豨莶草补益肝肾、强筋骨，薏苡仁燥湿养阴缓急，玄参滋阴润燥；舌中隆起予白芥子祛痰。

8个月的随诊，患者坚持服药，也对药效发挥起了重要作用。

（罗　畅　中医师　黄岩中医院）

2021 年 1 月 24 日　星期日　晴

## 肝癌脑转昏不醒　大承气汤大将风

这个月王三虎老师再次来到我们黄岩中医院，跟诊时他讲到大黄是推陈致新的一味中药，刚刚他有用大承气汤治疗肝昏迷一例验案。当时王老师应渭南市中心医院家属邀请到神经内科 ICU 为肝癌昏迷的曹先生开中药。

75 岁的老先生，平素体健，3 天前突觉不适，到本村医疗站后即昏不知人，随即急诊入院，确诊肝昏迷、原发性肝癌脑转移。当时他觉得这病情已是晚期中的晚期，基本没有治疗的意义，但盛情难却，勉为其难为其治疗。诊见：昏不识人，牙关紧闭，面色晦暗，舌质暗红无津，舌苔黄厚燥，脉滑实有力。腹部痞满坚硬，大便干结须开塞露。认为此痞满燥实坚，大承气汤证谛也。放胆应用，或有一线生机。乃开颗粒剂：

大黄 30 克　　　芒硝 30 克　　　厚朴 30 克　　　枳实 30 克

7 剂，开水冲化，适温灌肠。

10 天后接到家属电话，谓灌肠后逐渐有燥屎排出，3 天后清醒。

王老师用大承气汤治肝昏迷一案有如天降神兵，令人惊叹其火眼金睛，他高超的技艺决不是灵光一现，而是来自多年经典的沉淀。自王老师出诊后 1 个月，我科尿毒症患者杨某，男，41 岁，诉腹痛 1 周，逐渐加重，难以忍受，大便一周未解，伴腰酸胀，胃口差，夜寐差。查体：痛苦貌，面色偏赤黑，腹部稍膨隆，腹肌紧张，按之疼痛，拒按，以脐周明显及下腹明显，舌淡苔厚干，脉洪大。当天腹部 CT：胰尾形态饱满，边缘欠清，盆腔积液，腹腔内脏器间隙欠清，结肠肝曲内容物明显，可见小液平；肝脾体积增大。

考虑患者尿毒症，存在轻度肠梗阻及容量负荷过多，建议住院进一步治疗。因外地户口，经济困难，患者拒绝住院。观其面色赤黑，大便秘结，腹部膨隆拒按，舌淡苔厚干，脉洪大，符合大承气汤方证。王老师用大承气汤治疗肝昏迷一案让我对大承气汤有了进一步的认识，也增加了用大承气汤的胆量和信心，再次回顾王三虎老师治疗肝昏迷一案的神效，遂予大黄 15 克（后下），枳实 25 克，厚朴 25 克，芒硝 15 克（冲），2 剂。第二天患者高兴地来找我，告知昨日解大便近半脸盆，立马感觉气都顺了，腹胀、腹痛基本好了，胃口好转，夜里睡得也踏实了。

对于大承气汤，我想起自己第一次应用时的紧张，那是两年前在四川松潘县人民医院援助时遇见一住院患者，男性，56 岁，来时烦躁，谵语，家人送来即不见人，患者独坐床边，口中念念有词，对答困难，所穿袜子一只黑一只蓝，一只夏天，一只冬天，任何检查均不配合，后家属告知已有11天未解大便，拒按，伸舌吓我一跳，舌苔是我这辈子未曾见过的，焦黑燥黄，这不是大承气汤证嘛！我在之前还未曾用过，思来想去，小心翼翼地开了大黄15克，芒硝15克，枳实15克，厚朴15克，两剂。反复嘱咐患者家属如果有不适立即停服，并告知我。没想到当天患者家属一定要求出院走了，带上了中药。第三天我不放心，打电话问怎么样，患者家属说昨天回家吃了一剂药就拉了很多，人也清醒了，今天就把另一剂也吃了，现在没事了。我惊叹于经方的神奇，惊叹于大承气汤的雷厉风行，将者风范。

**王三虎老师按语**：学用《伤寒论》四十余年，对阳明三急下、少阴三急下感慨尤多。"但欲寐"作为少阴病提纲，实质上就是浅昏迷。所谓："呼之则精神略振，须臾又恍惚不清。"深昏迷则呼之不应，当在情理之中。尝云"实在阳明，虚则少阴"，实际上心肾衰竭的休克性少阴病用四逆汤回阳救逆者有之，腑气不通，毒邪上泛，心神被蒙，昏不识人的少阴病也有之。仲景云："谵语者，实也。""实则谵语，虚则郑声"言犹在耳。今方证相符，自信随生。效果出奇，谁非老天之厚我云。

（俞琦　副主任中医师　黄岩中医院）

2021年1月24日　星期日　晴

## 胰腺癌症也凶恶　中西结合方法多

齐女士，62岁。2019年10月13日于黄岩中医院初诊。

主诉：上腹痛连背三月余。

现病史：7月因上腹痛查出胰腺癌伴肝转移，行辅助化疗。

刻诊：精神疲惫，声低气怯，食欲不振，入睡困难易早醒，浑身乏力，食后腹胀，头晕，大小便正常，不能食生冷之物，舌淡红，苔薄黄，脉沉细。

辨病：积聚病。辨证：升降失常，气滞痰凝，正虚邪实。治法：化痰理气，扶正祛邪。方药：黄连汤加减。处方：

| | | | |
|---|---|---|---|
| 黄连10克 | 桂枝15克 | 人参15克 | 姜半夏15克 |
| 大枣30克 | 炙甘草12克 | 枳实15克 | 厚朴15克 |
| 柴胡12克 | 煅牡蛎20克 | 鳖甲20克 | 瓦楞子30克 |
| 浙贝母20克 | 海螵蛸20克 | | |

30剂。

2020年1月12日复诊：2019年11月24日行胰十二指肠切除术，术前4次化疗。术后化疗1次，其间呕吐反应强烈。纳差，喜热食，恶心，乏力，形体消瘦，脐下隐隐作痛，眠可，大便几日一行，成形，舌淡红，苔白，脉弱。处方：上方去牡蛎，加竹叶12克，小茴香6克，乌药12克，生姜12克，黄芪30克，仙鹤草30克，肉桂9克。30剂。

2020年4月19日三诊：又做4次化疗，各项指标基本正常。精神气色尚可，仍入睡困难，易醒，大便时轻微腹痛，食可，乏力，舌淡红，苔薄白中裂，脉弱。处方：上方去仙鹤草、生姜，加酸枣仁20克。30剂。

2020年7月24日四诊：服药45剂，1剂服2天。病情好转，食后腹胀，舌红，苔薄黄，脉沉。处方：上方改枳实、厚朴为30克。30剂。

2020年10月26日五诊：近期磁共振等复查术后改变，各项指标基本正常。精神气色正常，自觉无不适。舌红，苔薄，脉弱。处方：用首诊方。30剂。

今日六诊：近期磁共振等复查术后改变，各项指标基本正常。易疲劳，偶有腹痛、腹泻。

处方加痛泻要方：白术15克，白芍15克，陈皮10克，防风10克。30剂。

胰腺癌在中医学里面并没有相对应的名称，但是根据其临床症状，将其归纳为"积聚""腹痛""黄疸"等范畴。胰腺癌主要症状为腹部疼痛、黄疸、消瘦、腹中积块等，次要症状为腹胀、腹泻、便秘、呕吐、全身不适等，与病案中患者的临床表现相同，然与张仲景《伤寒论》第173条中"伤寒胸中有热，胃中有邪气，腹中痛，欲呕吐者，黄连汤主之"症状相符。

此处"伤寒"一般有两种观点，一是指此处伤寒为病因，其病当有恶寒、发热等表证症状；二是此处伤寒为诱因，其证可无恶寒、发热之症。若以"伤寒"为病因者，此证当有恶寒、发热，这与方中桂枝相对应，即取桂枝解表之意，而黄连汤方后注中并无"温覆""微汗"，可以推测此处桂枝不专为解表，因而此处"伤寒"当为诱因，其恶寒、发热之表证或不典型，或已消失，桂枝之应用更侧重于取其辛温之性。

验之临床，腹痛、欲呕等症是会遇寒而发的，与该患者不能食生冷之物不谋而合。因胰腺位于肝、脾、胃之间，故胰腺癌是以腹中痛为主症，上方就是在黄连汤的基础上加减的，王师认为胰腺癌的基本病机就是寒热胶结、升降失常，黄连汤的辛开苦降，解决了寒热胶结、升降失常的问题，所以在黄连汤基础上组成新方，同样乌梅丸也是治疗胰腺癌的主方，症状上以腹泻为主，病变范围扩大到脐周腹部，病涉肝脾；因此临床中应在辨病的基础上再进行辨证，提高临床疗效。

（孙蕾　中医师　黄岩中医院）

2021 年 1 月 24 日　星期日　晴

## 诸多结节用经方　肺部厚朴麻黄汤

现代人群中肺部阴影、甲状腺结节、乳腺结节、胃肠息肉等结节类的疾病发病率逐年增高，笔者在住院医师规培期间曾跟随一位呼吸科的浙江省名中医出门诊，发现每年 8～10 月份体检高潮后门诊会多出 10%～30% 的患者咨询肺部阴影相关情况，每每此时笔者都有力不从心之感，不知如何能用所知所学来消除众患者的病痛。但仔细阅读王老师的"风邪入里成瘤说"后，笔者深觉茅塞顿开。现分享王老师诊治肺部阴影、甲状腺结节、乳腺结节病例一则。

患者，卢某，女，53 岁，2020 年 7 月 23 日初诊，患者 2019 年 5 月体检时发现：左肺上叶磨玻璃结节（5mm），右肺下叶结节（3mm），左肺下叶结节（6mm）；左乳囊性结节（US-BI-RADS 2 类 6mm×4mm）；右侧甲状腺结节（3mm×5mm×3mm）。2020 年 7 月 8 日复查：左肺上叶磨玻璃结节（8mm）；双侧甲状腺结节，右侧多发（2mm×2mm）；左侧乳腺结节（BI-RADS 3 类 8mm×4mm）。患者刻下可见咳嗽，腰痛，夜寐欠佳，纳可，二便调。患者自述发现血压偏高，但未曾服药，舌淡胖，苔薄，脉沉。

辨病：肺痿。

辨证：痰气交阻。

治法：行气化痰。

方药：厚朴麻黄汤。

处方：

| 厚朴 20 克 | 麻黄 10 克 | 石膏 30 克 | 姜半夏 15 克 |
| 细辛 3 克 | 五味子 10 克 | 干姜 6 克 | 甘草 10 克 |
| 海浮石 30 克 | 海蛤壳 30 克 | 浙贝母 10 克 | 瓜蒌 30 克 |
| 青皮 10 克 | 杜仲 15 克 | 独活 15 克 | 龟甲 30 克 |

35 剂。

2020 年 10 月 26 日复诊：2020 年 10 月 19 日胸部 CT 提示：左肺上叶磨玻璃样结节（6mm），考虑 AAH（肺部非典型腺瘤性增生—肺腺癌前期病变）或 AIS（肺原位腺癌），左肺下叶磨玻璃结节（1cm），考虑 AIS（肺原位腺癌）或 MIA（浸润性腺癌），右肺及左肺上叶散在小结节。患者诉无明显咳嗽咳痰，偶有腰痛，舌淡胖有齿痕，脉滑数。处方：上方改麻黄 5 克，加土贝母 30克，猫爪草 20 克，瓦楞子 30 克，威灵仙 20 克，桑寄生 15 克，秦艽 15 克。

2021 年 1 月 24 日三诊：患者血压仍偏高，余无明显不适。2021 年 1 月15 日复查：左肺上叶磨玻璃样结节（7mm），考虑 AAH 或 AIS，左肺下叶磨玻璃结节（0.9cm），考虑 AIS 或 MIA，较前相仿；双侧甲状腺结节，右侧多发（3cm×3 cm×6 cm）；左乳囊性结节（9mm×6 mm×8mm）。处方：上方去麻黄、秦艽，改独活 20 克，石膏 40 克，瓜蒌 15 克，加夏枯草 30 克，牛膝 30 克，柴胡 12 克。患者肺部结节考虑腺癌，肺腺癌有高度浸润、破坏性生长和早期血行转移的特征，服药后左肺上下叶的结节增长放缓，未出现明显转移，患者咳嗽咳痰、腰痛等症状消失，考虑患者服药后病情稳定。

《医宗金鉴·积聚》说："积之成也，正气不足，而后邪气踞之。"肺癌的病机乃正气虚损，阴阳失调，邪毒乘虚而入，肺失宣降，气机不利而致。肺为华盖，开窍于鼻，主皮毛，风为六气之首，"百病之长"侵袭人体从口鼻、皮毛而入，直袭肺脏。肺为娇脏，多气多血，肺部络脉分布密集，为体内气、血、津汇聚之所，风邪夹寒、暑、湿、燥等邪，致使气血瘀滞、痰瘀胶着而成结节。

厚朴麻黄汤治"咳而脉浮者"，临证以见外邪内饮、咳逆喘满者为多，究其病机乃表邪入里化热，痰气壅阻，与肺结节早中期外邪入里致病相合。君药厚朴在《神农本草经》中说：气味苦、温，主中风……气血痹，死肌。"其禀木气而入肝，可祛风寒湿，其温能散寒，苦能泄热，能散则气行，能泄则血行，故可主气血痹及死肌。配以海浮石、海蛤壳、浙贝母、瓜蒌消痰化瘀、软坚散结，以消瘿瘤、瘰疬。

此患者脉沉，与厚朴麻黄汤之浮脉有异，王师认为，浮脉是邪气初入的表现，肺结节作为肺痿早期的代表，是否脉浮，可不必拘泥。另，此患者血压偏高，因麻黄中麻黄碱有升高血压作用，故麻黄逐渐减量最后不用，是否会影响汤药疗效也亟待验证。

（张安琪　中医师　黄岩中医院）

2021 年 1 月 25 日　星期一　晴

## 独活寄生小柴胡　癥瘕恶疮症状除

患者蒋某，女，40 岁，子宫卵巢切除术后一年半，宫颈腺癌术后 IVa 期。直肠受侵犯，术后行放化疗，化疗后骨髓抑制 2 级。

2020 年 1 月 11 日初诊，刻诊：腹胀不能平躺，小便涩，纳差 1 周，乏力，头晕，手脚麻，耳鸣，口干，食可，眠一般，唾液多，白带多，大便正常。舌淡红，苔白，脉沉。2019 年 12 月 16 日查肿瘤标志物：鳞状细胞癌相关抗原 SCC 3.1ng/mL（正常值 0-1.5ng/mL）。

辨病：癥瘕。

辨证：三焦水道不利，气机不畅。

方药：小柴胡汤加减。

处方：

| | | | |
|---|---|---|---|
| 柴胡 12 克 | 黄芩 12 克 | 生晒参 12 克 | 姜半夏 12 克 |
| 甘草 12 克 | 生姜 12 克 | 大枣 30 克 | 益智仁 12 克 |
| 天麻 12 克 | 骨碎补 30 克 | | |

2020 年 7 月 23 日复诊：服药 28 剂，诸症好转。刻诊：讲话多则头晕气短，耳鸣、手脚麻木消失，乏力，眠可，舌淡红，苔薄，脉沉。处方：上方加黄芪 20 克，金钱草 30 克，改甘草为 6 克。

2020 年 10 月 27 日三诊：肘膝关节疼痛 1 个月余，仍有头晕，视物模糊，耳鸣，腰酸牵扯痛，舌红，苔薄，脉滑。口渴，选方：独活寄生汤。

处方：

| | | | |
|---|---|---|---|
| 独活 15 克 | 桑寄生 15 克 | 杜仲 15 克 | 牛膝 10 克 |
| 细辛 5 克 | 秦艽 10 克 | 茯苓 10 克 | 肉桂 9 克 |
| 防风 10 克 | 川芎 10 克 | 人参 10 克 | 甘草 10 克 |
| 当归 10 克 | 白芍 10 克 | 生地黄 30 克 | 枸杞子 15 克 |
| 菊花 15 克 | 葛根 20 克 | 骨碎补 30 克 | |

2021 年 1 月 25 日四诊：服药 7 剂，关节痛消失，未再服药，体重增加十余斤。现偶感乏力，近日咽喉不适，精神气色可，舌淡红，苔白，脉细。处方：上方加桔梗 10 克。7 剂，建议后续再用原方。

中医对于子宫颈癌的治疗上，主张改善患者不良状态，提高生存质量，延长患者生存期。中医虽然没有宫颈癌病名，但根据其临床症状表现，与"五色带""癥瘕""恶疮""崩漏"等病症有部分相似。

本病发生内因为七情郁结、气滞血瘀，外因乃湿热、湿毒内侵，滞留胞宫，邪毒聚集，损伤任带及五脏。因"女子以肝为先天之本"，胞宫之病主要由肝脏疏泄不畅导致，加之患者病后情志不舒，以至肝失调达，肝气不舒，不舒日久而成肝郁气滞之证。肝胆相表里，肝气郁滞易致胆气上逆，故有胆汁疏泄不畅而上溢之症，情志不畅日久，以至肝气郁滞，横逆犯脾，脾气虚弱，或放化疗损伤脾胃之气，脾胃虚弱，水湿运化失常，导致湿浊内生，脾胃虚弱日久，脾阳久虚累及肾阳，以致肾阳不足，出现运化气化失司，水液代谢失常，肾虚水无主而潴留，出现小便涩。脾阳气虚则土不制水反受其克，故成脾肾阳虚证。脾阳虚弱则湿浊内生。故女子胞的病变主要与肝脾肾三脏相关，以肝气不舒为基本病机。

在疾病发展的各个阶段，中医证候存在动态演变。《血证论》曰："瘀血在经络脏腑之间，则结为癥瘕。"女子月经、带下、育胎、分娩等均与子宫有关，子宫非脏非腑、亦脏亦腑、能藏能泻。子宫颈口中医学称之为"子门"，子门经阴道与外界相通，在生理上更易感受外邪，外感邪毒客于经络，凝结日久伤及脏腑，脏腑功能失常，日久郁积则生他病。正如《灵枢·水胀》曰："石瘕何如？岐伯曰：石瘕生于胞中，寒气客于子门，子门闭塞，气不得通，恶血当泻不泻……皆生于女子，可导而下。"石瘕生于胞中，多指内寒。《诸病源候论》曰："癥者，由寒温失节，致脏腑之气虚弱……积引岁月，人即柴瘦，遂致死。"

寒为阴邪，易伤阳气，主凝滞，易使气血阻滞不通。寒邪由外及里，伤于肌表、经络、血脉，或经期、产后血室正开，寒邪由阴户上客，经子门入侵冲任、子宫，日久发为此病。《医林改错》曰："气无形不能结块，结块者，必有形之血也。"《素问·骨空论》曰："任脉为病……女子带下瘕聚。"《备急千金要方》曰："妇人崩中漏下，赤白青黑，腐臭不可近，令人面黑无颜色……阴中肿如有疮之状。"所述症状与宫颈癌晚期症状表现相近。

小柴胡汤源自《伤寒论》，由东汉著名医学家张仲景所创。其临床应用广泛，国内外学者对该方进行了大量的实验和临床研究，发现该方具有预防和治疗肿瘤的作用。其主治：①伤寒少阳证。②妇人伤寒，热入血室，以及疟疾、黄疸与内伤杂病而见少阳证者。由邪在少阳、经气不利、郁而化热所致。治疗以和解少阳为主。

少阳经病证表现为三焦经以及胆经的病证。少阳病证，邪不在表，也不在里，汗、吐、下三法均不适宜，只有采用和解方法。本方中柴胡苦平，入肝胆经，透解邪热，疏达经气；黄芩清泄邪热；法半夏和胃降逆；人参、炙甘草扶助正气，抵抗病邪；生姜、大枣和胃气，生津。使用以上方剂后，可使邪气得解，少阳得和，上焦得通，津液得下，胃气得和，有汗出热解之功效。现代研究证实小柴胡汤含有柴胡甙、柴胡皂甙、挥发油、黄芩素、甘草甜素、人参甙、人参素和人参副素等各种有效成分。增加抗体 IL-1、IL-2、肿瘤坏死因子和 NK 细胞等的产生，具有抗癌作用、解除或缓解免疫抑制和放疗对机体免疫抑制作用，增强抗肿瘤效果。小柴胡汤预防致癌作用的重要因素是其具有诱导 TNF 的作用。

独活寄生汤，为祛湿剂，具有祛风湿、止痹痛、益肝肾、补气血之功效、主治痹证日久、肝肾两虚、气血不足证，症见腰膝疼痛、痿软、肢节屈伸不利，或麻木不仁、畏寒喜温、心悸气短、舌淡苔白、脉细弱。临床常用于治疗慢性关节炎、类风湿关节炎、风湿性坐骨神经痛、腰肌劳损、骨质增生症、小儿麻痹等属风寒湿痹日久、正气不足者。本方为治疗久痹而肝肾两虚、气血不足之常用方，其证乃因感受风寒湿邪而患痹证，日久不愈，累及肝肾，耗伤气血所致。

风寒湿邪客于肢体关节，气血运行不畅，故见腰膝疼痛，久则肢节屈伸不利，或麻木不仁，正如《素问·痹论》所言："痹在于骨则重，在于脉则不仁。"肾主骨，肝主筋，邪客筋骨，日久必致损伤肝肾，耗伤气血。又腰为肾之府，膝为筋之府，肝肾不足，则见腰膝痿软；气血耗伤，故心悸气短。《素问·逆调论》云："营气虚则不仁，卫气虚则不用，营卫俱虚则不仁且不用。"其证属正虚邪实，治宜扶正与祛邪兼顾，既应祛散风寒湿邪，又当补益肝肾气血。

方中重用独活为君，辛苦微温，善治伏风，除久痹，且性善下行，以祛下焦与筋骨间的风寒湿邪。臣以细辛、防风、秦艽、桂心，细辛入少阴肾经，长于搜剔阴经之风寒湿邪，又除经络留湿；秦艽祛风湿，舒筋络而利关节；桂心温经散寒，通利血脉；防风祛一身之风而胜湿，君臣相伍，共祛风寒湿邪。

本患者因痹证日久而见肝肾两虚，气血不足，遂佐入桑寄生、杜仲、牛膝以补益肝肾而强壮筋骨，且桑寄生兼可祛风湿，牛膝尚能活血以通利肢节筋脉；当归、川芎、地黄、白芍养血和血，人参、茯苓、甘草健脾益气，以上诸药合用，具有补肝肾、益气血之功。且白芍与甘草相合，尚能柔肝缓急，以助舒筋。当归、川芎、牛膝、桂心活血，寓"治风先治血，血行风自灭"之意。甘草调和诸药，兼使药之用。

（张娜娜　主治中医师　黄岩中医院）

2021 年 1 月 25 日　星期一　晴

# 人参抗癌将帅级　抗癌很少能代替

李先生，48 岁。于 2020 年 7 月 23 日黄岩中医院初诊。肝癌破裂出血术后 1 年余，肺部转移两月余。2020 年 5 月 8 日上腹部 MR 提示肝左叶多发小结节（最大 25mm×20mm），6 月 1 日复查 MR 示肝左叶多发小结节（最大 36 mm×19mm）。2020 年 7 月 12 日腹部 MR 与前相仿，肺部 CT 示右肺下叶多发结节（13mm）。当时患者面黄，气短，感乏力，气则头眩，食后胃胀，完谷不化，偶有口干，小便不利，大便干结。舌暗红，苔黄厚，脉弦。辨病为积聚、肺痿。辨证为肝郁脾虚，痰浊犯肺。治法：疏肝健脾，化痰散结。方予小柴胡汤合四君子汤合海白冬合汤合小陷胸汤：

| | | | |
|---|---|---|---|
| 柴胡 15 克 | 黄芩 12 克 | 姜半夏 15 克 | 人参 10 克 |
| 干姜 10 克 | 炙甘草 10 克 | 大枣 20 克 | 白术 10 克 |
| 茯苓 10 克 | 海浮石 30 克 | 麦冬 30 克 | 百合 20 克 |
| 白英 20 克 | 白芍 30 克 | 枳实 15 克 | 厚朴 15 克 |
| 黄连 10 克 | 瓜蒌 30 克 | 鸡内金 30 克 | 莪术 15 克 |
| 鳖甲 30 克 | 煅牡蛎 20 克 | 桂枝 12 克 | 田基黄 30 克 |

2020 年 10 月 26 日复诊：患者目黄，感食后腹胀，午后头晕，眠差。夜尿频，大便干。舌暗红，苔黄厚腻，脉滑。患者初诊后服用中药 2 个月，停中药 1 个月，西医免疫治疗后出现肝功异常，总胆红素 108.4μmol/L，AST 139U/L，GGT 1201U/L。2020 年 10 月 10 日复查胸部 CT 示两肺多发结节，右肺下叶最大 17mm，考虑转移瘤，较前片（7 月 12 日）相仿。处方予初诊方加砂仁 10 克，茵陈 50 克，栀子 12 克，大黄 10 克。

2021 年 1 月 25 日三诊：患者皮肤及巩膜黄染明显，感腹胀，恶心呕吐，口唇干，眠差，尿少，大便不成形，下肢轻度凹陷性水肿，舌红，苔黄厚中裂。患者二诊后因吐血 1 次住院治疗。2021 年 1 月 21 日复查腹部 MR 及胸部 CT 示肝右叶切除后改变，肝左叶多发占位。左肾小结节，腹腔大量积液。两肺弥漫转移肿瘤（最大 32mm）。处方：

| | | | |
|---|---|---|---|
| 葛根 30 克 | 黄连 10 克 | 黄芩 15 克 | 甘草 10 克 |
| 侧柏叶 30 克 | 艾叶炭 10 克 | 炮姜 6 克 | 牡丹皮 12 克 |
| 水牛角 30 克 | 生地黄 30 克 | 赤芍 30 克 | 乌梅 15 克 |
| 土茯苓 30 克 | 叶下珠 30 克 | 陈皮 30 克 | 竹茹 15 克 |
| 肉桂 6 克 | 人参 12 克 | 鳖甲 12 克 | 煅牡蛎 20 克 |
| 茯苓 30 克 | 茵陈 30 克 | 赤小豆 30 克 | 麻黄 12 克 |
| 连翘 15 克 | 厚朴 20 克 | | |

王老师创造性地提出了"寒热胶结致癌论""燥湿相混致癌论""人参抗

癌论"以及"肺癌可以从肺痿论治"等论点。小柴胡汤是王师用于治疗肝癌的基本方，其基本病机为寒热胶结、正虚邪实，其特点为疏理三焦气机，七味药寒热并用、补泻兼施、表里双解、升降同调；而小陷胸汤一般用于恶性肿瘤肝、肺转移的初期，主治是痰热互结之结胸证；海白冬合汤是王师提出"肺癌可以从肺痿论治"观点指导下，以经方麦门冬汤集滋阴润肺和化痰散结于一方，扶正与祛邪并用的思路为基础拟定的新方；四君子汤以益气健脾扶正为主。

　　本例患者表现为食后胃胀，完谷不化，气短乏力，口干，大便干结，舌暗红，苔薄黄，脉弦，体现正虚邪实、寒热胶结的病机特点，采用小柴胡汤为主，扶正祛邪，化痰散结为治法，方中人参益气健胃生津，徐灵胎曾说"小柴胡汤妙在人参"，讲的就是人参在阻碍外邪由表传半表半里所起的重要作用，而这时王老师"人参抗癌论"的论点恰恰应和了这一观点，人参不仅是将帅级药物，更主要它是集扶正祛邪于一身，补而不滞，既能扶正也能祛邪的药，仅它而已，突出王师运用人参既能扶正而没敛邪的顾虑。

　　另外，白虎加人参汤用于发热程度高，人参败毒散用于传染病致发热，均使用了人参。所以从此病案看出，我们在临证中可以对过去常认为人参会恋邪的观点存疑，而可否用党参、太子参或西洋参来代替，有待实践中进一步证实。

（张文月　副主任中医师　黄岩中医院）

2021 年 3 月 3 日　星期三　晴
## 肺癌发病率很高　活用经方有妙招

　　肺癌是发病率最高的癌症，也是王老师最有个人心得、经验最多、效果最好的一类癌症。因王老师对《金匮要略》及经方的熟悉，提出了"肺癌可从肺痿论治"的观点。从而以麦门冬汤为基础，燥湿相混为指导，结合多年治疗肺癌的临床经验，独创海白冬合汤，用于化痰散结、益气养阴，主治痰浊犯肺、气阴两虚型肺癌。组成：

| | | | |
|---|---|---|---|
| 海浮石 30 克 | 白英 30 克 | 麦冬 30 克 | 百合 30 克 |
| 人参 10 克 | 生地黄 20 克 | 瓜蒌 15 克 | 玄参 12 克 |
| 半夏 12 克 | 穿山甲 10 克 | 鳖甲 20 克 | 牡蛎 30 克 |
| 灵芝 10 克 | 炙甘草 10 克 | | |

在多次跟诊王老师的门诊学习中，我更是体会到了老师对于经方的熟悉及对疾病变化的捕捉分析。郑某，男，63 岁，2020 年 10 月 26 初诊。主诉：左肺鳞癌术后 4 月余，咳白痰，左侧胸膜腔积液，右肺多发结节。予海白冬合汤合泽漆汤合䗪痹汤，处方：

| | | | |
|---|---|---|---|
| 海浮石 30 克 | 百合 30 克 | 白英 30 克 | 麦冬 30 克 |
| 泽漆 50 克 | 葶苈子 30 克 | 大枣 50 克 | 人参 10 克 |
| 葛根 20 克 | 乌梅 20 克 | 羌活 12 克 | 片姜黄 15 克 |
| 防风 10 克 | 杏仁 10 克 | | |

王老师指出，肺癌的主打方是海白冬合汤，而这位患者合用的泽漆汤，为治疗肺癌引起的胸水的有效方剂。《金匮要略·肺痿肺痈咳嗽上气病脉证并治》曰："脉沉者，泽漆汤主之。"在将肺癌和肺痿联系起来后，脉沉首先代表的就是肺癌引起的胸水，即见到了胸水就可以用泽漆汤。泽漆这味药大家不常用，但它是张仲景用量较大的药，三斤（汉）。古人讲过，泽漆功同甘遂而略具补性。所以，根据个体差异不同，从 30 克开始直至 50 克、60 克。这里就免不了多说一句，王老师的另一个自拟方，葶苈泽漆汤，即葶苈大枣泻肺汤和泽漆汤合方的基础上加五苓散益气养阴，常常是对于肺癌胸水独当一面的方子。

果然，连续服药后，患者于 2020 年 12 月 2 日复查胸部 CT 发现，左侧胸膜腔积液较前减少，左侧胸廓较前缩小，右肺多发结节。2021 年 3 月 3 再查胸部 CT，左侧胸膜腔积液与前片相仿；右肺多发结节与前片相仿。由此可见，泽漆汤合葶苈大枣泻肺汤对于胸水治疗的肯定疗效。

纵观王老师临床辨证，观察细微，举轻若重，挥斥方遒，灵活应用经方，常常在我们理不清头绪或者不注意的小细节处发现端倪，随即抽丝剥茧，化繁为简，巧妙配合，把经方的疗效完美发挥，使患者的疾病得到控制，延长带瘤生存时间，增加患者生活质量，这就是医患之间都想达到的理想效果了。

（管逸斓　住院医师　黄岩中医院）

2021 年 3 月 3 日　星期三　晴

## 石水何病用何方　如今师父说端详

今日西安中医院国医馆，师父在一个病例的处理上颇有新意。廉某，男，76 岁，首诊。胆囊癌术后两年，复发 4 个月余。近 3 个月反复抽腹水多次。消瘦，倦容状，面色略青。乏力，怕冷甚，手冰凉，无汗，不欲食，二便可，眠可。舌淡红，苔花剥，舌面略水滑。脉沉细。

师父辨病：石水。

处方：麻黄附子汤加味。

用药：

| | | | |
|---|---|---|---|
| 麻黄 12 克 | 炮附子 18 克 | 甘草 5 克 | 大腹皮 30 克 |
| 厚朴 30 克 | 红参 15 克 | 柴胡 12 克 | 黄芩 12 克 |
| 土茯苓 30 克 | 茯苓 50 克 | 百合 30 克 | 滑石 15 克 |

28 剂。另配华蟾素成药口服。

师父谓：腹部肿瘤导致之腹水就是"石水"，麻黄附子汤就是专方。《金匮要略》涉及石水只有一段话："师曰：病有风水、有皮水、有正水、有石水、有黄汗。风水，其脉自浮，外证骨节疼痛，恶风；皮水，其脉亦浮，外证胕肿，按之没指，不恶风，其腹如鼓，不渴，当发其汗；正水，其脉沉迟，外证自喘；石水，其脉自沉，外证腹满不喘；黄汗，其脉沉迟，身发热，胸满，四肢头面肿，久不愈，必致痈脓。"这段话大概意思是分析病水的种类与治法，风水皮水属表，脉浮，治疗上都采取解表去湿，汗法为主。

而正水、石水，脉沉，属里水范畴，治疗上，又有三句话："夫水患者，目下有卧蚕，面目鲜泽，脉伏，其人消渴。病水腹大，小便不利，其脉沉绝者，有水，可下之。""里水者，一身面目黄肿，其脉沉，小便不利，故令病水。假如小便自利，此亡津液，故令渴也，越婢加术汤主之。""水之为病，其脉沉小，属少阴，浮者为风，无水虚胀者为气。水，发其汗即已。脉沉者，宜麻黄附子汤；浮者，宜杏子汤。"

麻黄开腠理，辛散而解表，既能让肺之津液布送到体表及末节，又能下输膀胱而利水道，附子大热而温阳散水，甘草调养且缓急。三药合用，一方面重新驱动津液排布到全身，温暖已经冰寒的细肢末节，同时阳气所到，多余的寒水（包括腹水）得以气化。从现实层面看，患者完全处于三阴主导的一个状态，本质需求温阳为主的药物，三药完全契合，另一方面是减轻津液向腹腔渗出的压力，自然而然，腹水被延缓增加。同时合用大剂茯苓而利渗，让津液回归正常的水道，这样既改善了癌患的基本虚寒状态，又纠偏水道的异常，合而用谓因势利导。

柴胡疏肝解郁，推陈致新，疏通三焦水道，就有辨病治疗的含义。同时应用百合滑石汤，兼顾燥湿并存之势。诸方合用，以复杂对复杂。师父新语"石水，麻黄附子汤主之，柴胡汤也主之"。正是道可道，非常道。每次跟诊，都是学术的一个梳理过程，由衷佩服师父每每都能在看似平凡的医案下挖掘出闪亮之处，让很多落在《伤寒论》《金匮要略》中不为人注意与理解的片段化细节连通起来，鲜活起来，重新散发光芒！

（杜立志）

**王三虎教授点评：**

《金匮要略》的许多病名对我们现代中医来说已经是束之高阁，渐去渐远。实际上，许多病名1800多年来就被我们置若罔闻，似有若无。我站在肿瘤医生的角度，多年来做了一些工作。比如肺痿、黑疸已经被我解释为肺癌和肝胆肿瘤的特殊证型。百合病就是包括肿瘤、糖尿病在内的多系统疾病。"结胸病是恶性肿瘤的胸腹部转移"。张仲景对于水气病的方论不少，实际上后人理解和应用的不多。

究其原因，张仲景本人在这方面的经验不算丰富，见解不多。这从多数条文是引用老师的话中可以看出。虽然有风水、皮水、正水、石水、黄汗病之分，但石水并未出方，殊觉遗憾，甚至石水是现代什么病也不得其解。我在《医学三字经》的备课中，发现陈修园对此见解不凡。他根据脉沉，把麻黄附子汤定为石水主方。从石水的概念"其脉自沉，外证腹满不喘"来看，很有道理，从无字处读出有字。那张仲景为什么不明言，也未说主之，看来与这个病本身的特殊情况有关。

我以为，正水就是水肿病，石水就是腹部恶性肿瘤导致的腹水比较符合实际。除过肿瘤，有什么病能硬如石呢？而临床中恶性肿瘤造成的腹水的确空占到腹水的很大比例。脉沉，正是恶性肿瘤的脉象。如《伤寒论》第135条"伤寒六七日，结胸热实，脉沉而紧，心下痛，按之石硬者，大陷胸汤主之。"关键是麻黄附子汤药仅三味，直中要害。《神农本草经》说麻黄"破癥坚积聚"，附子"破癥坚积聚"，甘草之补中益气，监制其暴躁之性。明确了石水的现代病名，有了主方，就有了方向，远比简单的、想当然的活血化瘀、以毒攻毒、软坚散结要准确得多，而且一药多用，力专效宏，另辟蹊径。当然，肿瘤病机的复杂性绝非一方一药所能胜任，这也是张仲景遮遮掩掩不说"主之"而说"宜"的原因。所以我还用了疏利三焦的小柴胡汤，养阴利水的百合滑石汤。

2021年3月4日　星期四　晴

## 风邪入里成热毒　升麻鳖甲蔓荆子

患者杨某，男，38岁。2021年1月29日于西安交大一附院住院，诊断：鼻—颅底沟通性恶性肿瘤。此前于2020年5月8日行手术切除，同年6月8日行放疗。术后复发，此次来诊前1个月再行手术。慕师名，前来请诊。

刻诊：右脸颊肿块如鸡子大，质硬，皮色正常，表面光滑，上颚肿块，张口困难，已影响睡眠。牙痛两年余，喜饮热水，恶风，无汗，饮食流质饮食，大便略软。舌质红，苔薄黄，脉数。随后恩师便道："此为风邪去里寒热成毒。"患者一听连连点头，说他之前一直是晨起迎风骑车上班，无论冬夏。此为风邪入里，寒热成毒，肺胃大肠经皆病。方用：白虎汤、升麻鳖甲汤、清胃散加减。用药：

| | | | |
|---|---|---|---|
| 苍耳子15克 | 辛夷15克 | 薄荷15克 | 白芷15克 |
| 石膏80克 | 知母15克 | 生地黄50克 | 升麻30克 |
| 黄连15克 | 当归12克 | 牡丹皮20克 | 鳖甲20克 |
| 蔓荆子30克 | 蜂房15克 | 海浮石30克 | 白花蛇舌草50克 |
| 半枝莲50克 | 全蝎10克 | | |

**按语**：苍耳子、辛夷通窍散寒，薄荷清利头目。《古方选注》：升麻入阳明、太阴二经，升清逐秽，辟百邪，解百毒，统治温疠阴阳二病。升麻可宣达郁遏之伏火，有"火郁发之"之意，与黄连配伍，则泻火而无凉遏之弊，升麻得黄连，则散火而无升焰之虞，《证治宝鉴》：以升麻透疠毒，鳖甲泄热守神，当归和调营血。清胃散用于胃火牙痛，临床应用以牙痛牵引头痛，或牙宣出血，或牙龈红肿溃烂，或唇舌腮颊肿痛，舌红苔黄，此时用此方，恰到好处。患者牙痛两年余，肺胃之热得白虎汤事半功倍。点睛之笔为蔓荆子通九窍，蜂房、海浮石走上窍，且海浮石软坚散结。白花蛇舌草和半枝莲相须为用，清热解毒，消肿抗瘤。

（朱　瑜）

2021 年 3 月 4 日　星期四　晴

# 肝癌布加综合征　外解乃可行内攻

近日来，西安春暖花开，舒适怡然，我们于辛丑年正月再次见到师父，跟诊恩师，甚是欢愉。今日患者不少，且疑难杂症很多，让我们所学所感所获最多的，是一位肝癌患者。

"王教授，您好，我们一家三口都是慕名而来，都挂了您的号，想找您给看看。"闻声望去，有三人步入诊室，说话的是一名面色萎黄、声低气怯的中年女士。我们一看该女士的报告，肝癌。近年来肝癌在我国的发病率逐渐升高，尤其晚期肝癌发展迅速，见效甚微，这让我们不禁想起了前不久离我们而去的表演艺术家吴孟达先生。我们再细看了一下报告，该女士肝癌切除术后 1 年，前后介入治疗 3 次，脾大，甲胎蛋白 76.7 μg/L ↑（0-7 μg/L），布加综合征。咦？布加综合征？我们没有听过，不禁充满了疑问，赶紧查阅了下资料，发现布加综合征多因肝静脉或下腔静脉阻塞导致，可导致肝癌。

"你以前得过肝炎吗？"师父问道。"从没有得过啊。""哦，那这个就特殊了，肝癌 70%～80% 由乙型肝炎肝硬化引起，而布加综合征引起的肝癌很是少见。下腔静脉阻塞，按中医来说就是血瘀，应活血化瘀为主。"说到此，患者赶紧插话道："我可不敢活血化瘀，西医大夫说，怕大出血，我连饭都不敢多吃，不敢给肝脏增加负担，这不是仰慕您的大名，找您看看，要不然我连中药都不敢喝，很多人都说中药对肝有损伤。"

师父听此即刻正色道："这你就欠妥了，中药有很多药既有活血也有止血的作用，比如大黄、三七、藕节、茜草等。中药中有会损伤肝的，但怎么不说说也有保肝护肝的中药呢，我们的小柴胡汤保肝就是很好的例子。很多人对中医的偏见太过了。你现在也在吃华法林，它就不像我们中药既能活血又能止血。"患者一听，疑云渐消。

经过一系列问诊，我们得知其平素大便干，气力不足，眠差。7 年前烘热汗出，脾气暴躁，3年前上热下凉，严重时夏天用暖水壶敷，少腹及臀如冰块般寒冷，矢气臭。稍加思索，师父胸有成竹地说道："你这个问题，按照以往的思路，我们多以肝气郁结来理解，但你这个不是，这是风邪入里，到了下焦，寒瘀互结，瘀血阻滞引起的，正好可以用我们的桃核承气汤。"师父随即背诵道"太阳病不解。热结膀胱。其人如狂……少腹急结者。乃可攻之。宜桃核承气汤。你看，你这个睡眠差和脾气暴躁都是瘀血导致的，如果当时你出血了，可能你就好了。因为仲景还说了'血自下，下者愈'"

随后师父话锋一转，问道："你怕冷吗？出汗吗？怕风吗？头痛吗？"患者答道："怕冷，有时也怕热，不怕风，喜欢吹风，多年前就头痛，喜欢敲着舒服点。"师父笑道："那表证还是仍在的，得解表，第106条说的解表用桂枝汤，但是你桂枝汤证不完全，还有小柴胡汤证。张仲景也有用小柴胡汤来解表的。表里是广义的，相对的，少阳和太阳，太阳是表，少阳是里；少阳和阳明，少阳是表，阳明是里。这么看柴胡桂枝汤就很合适。我们不急于先化瘀，等表解后，我们再使用桃核承气汤，因为仲景又说了'其外不解者，尚未可攻。当先解其外'。也有可能表解了，瘀血就好了。"

师父拿出他的新书《中医抗癌进行时4—随王三虎教授临证日记》，跟患者说道："你看，这本书里面包含了我很多临证医案，其中疑难杂症很多，效果都很不错，你这个病我费了很多脑子咧，你放心，下一本一定有你。"患者顿时喜笑颜开，声音也变大了许多。

随后师父诊查舌脉，其舌淡红，苔薄，脉沉。处方：

| | | | |
|---|---|---|---|
| 柴胡 12 克 | 黄芩 12 克 | 姜半夏 15 克 | 人参 15 克 |
| 干姜 10 克 | 大枣 30 克 | 炙甘草 10 克 | 桂枝 12 克 |
| 赤芍 12 克 | 独活 15 克 | 鳖甲 30 克 | 煅牡蛎 30 克 |
| 土茯苓 30 克 | | | |

该女士 49 岁，乍一听以为是更年期综合征、肝气郁结引起的，但是师父指出这是不对的，脾气暴躁、睡眠差、大便干可以由瘀血导致；气力不

足，血瘀气滞亦可引发。所以说该患者是风邪夹寒邪入里，与瘀血互结，导致腹中冷，积聚化毒。怎么来解决风寒之邪由表入里成瘤呢？仲景《伤寒论》第104条、106条可参。第106条桂枝汤和桃核承气汤是一组具有表里关系的方子，第104条小柴胡汤和柴胡加芒硝汤亦是一组表里关系，正如前文所讲这个表里是相对的，桂枝汤和小柴胡汤合用正是解决这个表里问题中反应的表证。

治疗肿瘤不是一定要用抗癌药物，如白花蛇舌草、半枝莲之类的，而是要分析其成因，从成因入手，解决掉。师父的"风邪入里成瘤说"就能很好地诠释，故而治法当先祛风解表，先解表再攻里，做到治病次第有序。

通过这个案例的学习，我们收获颇丰，了解到了运用中医思维来治疗布加综合征，更加深入地理解了《伤寒论》第104条与106条的经义，尤为重要的是体会到了师父在经方抗癌上的严谨性，以及整个推敲上，有理有据地运用经方的思维过程，突显了师父在实践中学习《伤寒论》的宗旨，经方的魅力真是无穷啊！

（马　宇　黄育浩）

**王三虎教授点评：**

肝癌号称癌中王，湿热成毒肝损伤。由风邪入里导致下焦血瘀的桃核承气汤证、抵当汤证、抵当丸证与肝癌有关，这确实是我在今天临床得来的启示，也是西医所谓布加综合征给我的启示。从今天的病例，我们知道了下焦蓄血证从外而来，进而可以向下发展扩大，造成臀部下肢冰冷，向上发展可形成肝癌。即使肝癌得到切除或介入治疗，局部得以控制，下腔静脉瘀血仍会长期存在。

巢穴不除，复发当可预料。而要除巢穴，直接的活血化瘀就有点简单了事，一厢情愿的意思。盘根错节，不从来源上分析，就显得盲目自信了。只有学习张仲景《伤寒论》第106条"外解已，但少腹急结者，乃可攻之"的战略思想，才是持久战应该采取的态度。能先祛风解表，营卫畅通就有了前提，动员了全身的力量，剩下的问题，不解解之，不了了之，或未可期。

2021 年 3 月 7 日　星期日　晴

## 痛风肾病虽难治　选准方药有我师

今天是益群堂国医馆全天应诊日，益群堂国医馆患者很多，王教授诊室门前三进三出的潮起潮落场面十分壮观，人声嘈杂，但师父却神情淡定，认真诊治着每位患者，心静如佛。患者众多，有价值的病例和振奋人心的场景自然很多，像喉癌，脑瘤，直肠癌等，都特别有价值，而又值得记录，只怪自己笔杆跟不上，就记录一个印象最深刻的病例吧。

患者马先生一句话让我对尿酸性肾病很感兴趣。马先生说他因尿酸高被一三甲医院诊为慢性肾炎、痛风而屡治不效前来就诊于王教授门诊的。不足为奇，本来尿酸性关节炎和尿酸性肾病就是慢性病嘛。别人治疗无效很正常，可是马先生叙述病情时带着激动的情绪，连坐的板凳都被他弄得吱吱作响，这才引起我对他的特别关注。

马先生，48 岁，2020 年 11 月 3 号以"反复关节肿痛 2 年余，加重 1 周"入住延安市人民医院，诊为"痛风，慢性肾炎"，当时血尿酸值 600+，尿蛋白（++），尿隐血（+++），住院治疗病情好转，但尿蛋白，尿隐血仍无改善。于 2020 年 12 月 9 号就诊于王教授门诊。"膝脚疼二三年"为主诉，伴血尿酸 600+，高血压五六年，维持在 140/90mmHg，尿蛋白（++），尿隐血（+++）。刻诊：形丰，舌淡胖，脉滑。给予苓桂术甘汤合萆牛茯菟汤加味治疗。方药：

| | | | |
|---|---|---|---|
| 茯苓 60 克 | 土茯苓 50 克 | 肉桂 5 克 | 白术 20 克 |
| 麸炒苍术 20 克 | 甘草 6 克 | 萆薢 15 克 | 陈皮 15 克 |

| 姜半夏 15 克 | 黄芪 15 克 | 独活 15 克 | 怀牛膝 20 克 |
| 杜仲 15 克 | 蒲黄 20 克 | 滑石 20 克（包煎） | 百合 30 克 |
| 防风 15 克 | 生薏苡仁 30 克 | 前胡 12 克 | |

25 剂。

可惜"黄鹤一去不复返"，有效无效皆不知，患者取药回去后，没有信息回馈，也没有再来复诊。

墙上时钟匆忙的指针已蹦到了 10 点 30 分，当打电脑的小美女放高嗓门高声喊道"马某某"三个字，王教授瞪大眼睛起身说："你们看，好好看，这个人很久没来了。"经过详细询问方知，马先生回去就吃了王教授 25 剂中药，再也没有服用过任何药物，也没有采取过其他任何治疗。2021 年 3 月 3 日复查：尿隐血（++），尿蛋白（－），尿酸 542，在此期间膝脚关节仅痛一次，持续一周，而降压药两天服一次，血压维持正常。

当他说出这些话时，我们几个弟子包括师父都感到惊讶，因为大家都知道痛风和痛风性肾病是非常难治疗的，无论中西医都很难奏效。短期内取得如此良效，可见经方之神奇，王教授辨病、辨证、处方、用药如用兵，我们沉思，王教授欣然。脉证同前，效不更方，26 剂，继续用药。

详读恩师之意，苓桂术甘汤出自《伤寒论》第 67 条"伤寒若吐，若下后，心下逆满，气上冲胸，起则头眩，脉沉紧，发汗则动经，身为振振者，茯苓桂枝白术甘草汤主之。"《金匮要略·痰饮咳嗽病脉证并治》："心下有痰饮，胸胁支满，目眩，苓桂术甘汤主之。"苓桂术甘汤乃治中阳不足，中焦阳虚，脾失健运，湿则化饮，饮阻中焦，清阳不升之头晕目眩，心悸，胸满或短气而咳之证。而王教授用此方之于患者痛风性肾炎。形丰，尿酸值增高，尿蛋白（++），尿隐血（+++），关节肿痛，舌淡胖，脉滑，等皆脾失健运的指证，关节肿痛也是脾主四肢失司。顿时让我醒悟"诸证不必悉具"之理，更应于《金匮要略》"病痰饮者，当以温药和之"之法。

本方以茯苓为君药，茯苓味甘，性平，健脾利湿，化饮消肿，祛下焦湿热、淋浊。尿蛋白，尿隐血，尿酸高，皆属于淋浊之范畴，茯桂相伍，温利结合，更具温化渗利之效。白术健脾燥湿，甘草调药和中。本方又合二陈汤加强健脾燥湿化痰饮作用。

萆牛茯菀汤乃江苏名医徐福松老先生所创，是用于治疗前列腺炎的方子。方中包含萆薢，茯苓，牛膝，生薏苡仁四味药。

《神农本草经》谓：萆薢，味苦，性平，治腰背强痛，骨节风寒湿周痹，恶疮不瘳，热气。可利淋浊，利小便，祛风湿。牛膝，味苦，酸，平，主寒湿痿痹，四肢拘挛，膝痛不可屈伸，逐血气，伤热火烂，主治寒湿所致的肌肉萎缩无力，肢体麻木疼痛，痉挛，膝痛等，活血化瘀，补肝肾，强筋骨，清血热，又治痈疮肿毒，烫伤感染，痛风红肿等症。

生薏苡仁，健脾补肺，清热利湿，用于泄泻、水肿、肺痿、肠痈、淋浊等。方中前胡有推陈致新作用，防风、独活具祛风止疼作用，黄芪益气活血，气行则血行。诸方药合用增强了健脾利湿化痰、清热排浊利小便的功效。恩师用方选药精炼，取其方意，显效如神。

（吴华生）

**王三虎教授点评：**

萆牛茯菀汤是全国名中医徐福松老师治疗男科慢性病的方子，平补平泻，效果可靠。想当年我作为《伤寒论》专业研究生，就考虑到以后在哪个科工作合适，当时新兴学科就是中医男科和肿瘤科。经同学介绍，随徐老师门诊一年，收获颇多。徐老师不卑不亢、恰如其分的门诊艺术深深地影响了我。

2021年3月7日　星期日　阴
**喉癌治疗有主方　仲景麻黄升麻汤**

今日益群国医馆随师父出诊，早晨来了一位特殊的患者，坐下后就说

"王教授您好，我呀，跟您从未谋面，但是已经服了您网上的药方一百余剂，我吃着效果很好，不但病情控制住了，而且之后检查各项指标均有大好转，最近老打嗝，他们说是升麻吃太多了，胃气不降了，我想着是该找您亲自看一看了，让您再根据实际情况给我调整一下处方"。自服方如下：

| | | | |
|---|---|---|---|
| 麻黄 12 克 | 升麻 12 克 | 当归 12 克 | 知母 9 克 |
| 黄芩 9 克 | 玉竹 10 克 | 白芍 10 克 | 天冬 12 克 |
| 桂枝 6 克 | 茯苓 6 克 | 甘草 15 克 | 石膏 15 克 |
| 白术 6 克 | 干姜 6 克 | | |

王先生，河南人，73 岁，精神气色可。患者叙述，去年因咽喉痒，声音嘶哑，在医院查出喉癌，因年纪大拒做手术，寻当地中医保守治疗，服三个大夫药方，效差。在网上看到王教授治疗喉癌的文章，照方自行服药，服药一月后声音嘶哑减轻，服药两月后检查颈部淋巴结，缩小三分之二，继服一百余剂。近来核磁检查，颈部淋巴结已缩小至 3mm，由之前痛不能触，到现在已无疼痛感，血脂和尿酸超标都已变为正常。现症见：咽喉时痛，向右耳放射，偶觉口咸，呕逆，时吐，嗳气，舌红，苔薄白脉滑。

师父给予麻黄升麻汤、橘皮竹茹汤、猪肤汤加味，具体处方：

| | | | |
|---|---|---|---|
| 麻黄 12 克 | 升麻 30 克 | 黄连 10 克 | 射干 12 克 |
| 干姜 6 克 | 陈皮 30 克 | 竹茹 15 克 | 人参 12 克 |
| 枳实 15 克 | 天冬 30 克 | 玉竹 15 克 | 黄芩 12 克 |
| 茯苓 10 克 | 牛蒡子 12 克 | 马勃 10 克 | 连翘 30 克 |
| 木蝴蝶 10 克 | 姜半夏 20 克 | 甘草 12 克 | 桂枝 6 克 |
| 石膏 20 克 | 诃子 10 克 | 桔梗 10 克 | |

并嘱咐患者猪肤汤用法，猪皮适量和米粉、白蜜搅拌后蒸熟后服用。师曰：从本案看出，抓住病症找准方子才是关键，方子找准了，5 克、6 克（药）也能治病，不一定非得多大的量。

师父用麻黄升麻汤治疗喉癌已多年，本方符合喉癌临床表现，寒热并用，补泻兼施，润燥同调，多年来久经考验，疗效确实。橘皮竹茹汤止哕逆，解决患者呕逆嗳气症状。猪肤汤在《伤寒论》少阴篇第 310 条明言治疗咽痛。三方合力，期待更好的疗效。

（岳　元）

**王三虎教授点评：**

尽管该患者服用我以往公开的方子起到明显效果，我还是主张"人命至重，有贵千金"，有病看医生，具体情况具体分析。

2021 年 3 月 14 日　星期日　阴　沙尘暴
## 大病多涉百合病　错综复杂抓纲领

昨天从福州到北京，今天下午 3 点半匆忙赶到北京超岱中医研究院，听师弟张强医生说，上午师父几次问我为什么还没到，关怀之情溢于言表，真令人汗颜啊。

话说 25 年前，也就是 1996 年年底，我曾来过北京，当年是个足球迷，特地从武汉来北京看中英足球大战，看完球赛后，到龙潭路 23 号足球基地和当年足球总教练戚务生合影，到天安门广场看升国旗后，即回武汉去，对北京的认识也仅停留在影视和文字的认知了。这次到北京主要是为女儿的学业前途才来的，刚好遇上师父在北京巡诊，所以忙完女儿的事，就与妻子、女儿一起赶去见师父。

一年未见，师父风采依旧，精神更加矍铄。在一旁听着看着，一个个患者看过去，突然推进一个坐着轮椅的患者，老人由女儿陪诊。阮某，男，83岁，患 2 型糖尿病二十余年，多次发生心梗、心肺积液，一直用西药控制病情，否则不能平躺。现浑身乏力，心烦怕热，纳差，大便不通需大黄缓解，口不干，下肢水肿，舌淡胖，舌红水滑，脉沉，语言表达不清，其主诉主要是其女儿代诉的。他女儿是中医爱好者，十分崇拜王老师。为了老人的健康学起了中医。这次同时给父母求诊。

因此，师父一边看病一边讲解，师父说"现在许多慢性病，如糖尿病、高血压、肿瘤等，从发现到发展，一般经历漫长发展，几年到十几年，甚至几十年，所以，往往多系统，多器官受损，这类疾病往往与张仲景讲的'百合病'相关，所以要抓主病还要抓主症，只要有百合病症状，都参考百合病治疗，这是他这几年的新发现。这个患者，其实就有许多百合病症状。"并现场引经据典，《金匮要略·百合狐惑阴阳毒病脉证治》："百合病者，百脉一宗，悉致其病也。意欲食，复不能食，常默然，欲卧不能卧，欲行不能行；饮食或有美时，或有不用闻食臭时；如寒无寒，如热无热；口苦，小便赤；诸药不能治，得药则剧吐利。如有神灵者，而身形如和，其脉微微。"

其病邪少虚多，属阴虚内热之证，治以补虚清热，养血凉血，用百合地黄汤。这就抓住了纲领，一通百通。亦可选用百合知母汤、百合鸡子汤、百合滑石散等方。或谓百脉一宗；其病举身皆痛，无复经络传次，而名百合。起于伤寒大病之后，余热未解，或平素情志不遂，而遇外界精神刺激。

辨病：百合病，痰饮病。

选方：苓桂术甘汤、百合滑石散、葶苈大枣泻肺汤合生脉饮。

用药：

| | | | |
|---|---|---|---|
| 茯苓 60 克 | 桂枝 15 克 | 白术 50 克 | 甘草 5 克 |
| 百合 60 克 | 滑石 20 克 | 枳实 20 克 | 葶苈子 30 克 |
| 大枣 60 克 | 人参 15 克 | 麦冬 30 克 | 五味子 10 克 |
| 栀子 12 克 | 白芍 12 克 | | |

其实，这个病也符合师父独创的"燥湿相混致癌论"，癌症如此，糖尿病如此，许多慢性病亦如此。正是"一把金钥匙，可开多把锁"。

最后，老人的女儿现场问师父三本新书《我的经方我的梦 2》《中医抗癌进行时 4—随王三虎教授临证日记》《经方抗癌》何处可购？师父刚好有带，便卖给她了。我开玩笑地说，"孝顺的孩子，往往与中医有缘"，师父笑说，"从历史上看，中医是由中医爱好者支持下发展起来的"。旨哉斯语，中医的生命力在民间，在国家大力提倡和支持中医的创新发展情况下，更要保护好这股中医之源。

（蔡振泉）